Writing SOAP Notes
second edition

理学療法・作業療法の
SOAPノートマニュアル
第2版

Ginge Kettenbach 著
柳澤健 監訳
竹井仁＋岩崎健次＋新田收＋額谷一夫 共訳

協同医書出版社

装丁　戸田ツトム＋岡孝治

Writing SOAP Notes Second Edition
Ginge Kettenbach

The original English language work has been published by F.A. DAVIS Philadelphia, Pennsylvania, U.S.A.

Copyright © 1995 All right reserved.

監訳者序文

　昭和40年（1965年）に「理学療法士及び作業療法士法」が施行されて35年が経過しました．この間に疾病構造の変遷に対応して，理学療法・作業療法の評価法や治療内容も変化してきています．しかし，診療記録の記載方法については，病院・施設により大きく異なります．

　1964年に米国の内科医，Weedにより問題志向型診療記録（Problem-Oriented Medical Record: POMR）のシステム（Problem-Oriented System: POS）が開発されました．POSには一定の形式があり，①基礎データ，②問題点リスト，③初期プラン，④経過記録，⑤退院時要約の項目順に分類されます．項目④の経過記録は，SOAP（S: 主観的情報，O: 客観的情報，A: 評価，P: プラン）の書式により記載されます．本書は，このSOAP書式を理学療法・作業療法領域に応用，修正し，A（評価）の中に問題点リスト，長・短期ゴール，予測される機能的帰結，要約を包含しSOAPノートの正しい書き方，略語の書き方などを理学療法，作業療法の立場から合理的に整理し系統立てています．

　本書は臨床・教育経験豊富な理学療法士4名による分担訳の後，監訳者が全体の用語・文体の統一，表現方法のチェック等を行いました．

　翻訳にあたって，以下の事項に留意しました．

1. ノートの記載例には，原文と訳文の両方を付けて米国におけるノート記載の実際がわかるように配慮しました．
2. 原著では医療記録における略語の使用方法の重要性を強調し，第3章には略語リストが提示されています．しかし，訳出するにあたってこれらの略語は邦語略語が存在しないので通常邦語を使用しました．
3. 例題でフィートなどの単位が使用されている場合には，本邦の単位に合わせて任意のメートル（m）表記などにしました．
4. ワークシート（練習問題）の記述については，日本の理学療法士または作業療法士が記入するスタイルを使用しました．
5. 米国と日本の医療事情などの相違から，翻訳内容が十分に伝達できない箇所は，訳者注として欄外に記入しました．

　本邦における理学療法・作業療法の歴史は30年余になりますが，日本におけるSOAP書式によ

る記載方法は十分普及しているとはいえません．しかし，本書を深く理解することで，医療記録をSOAP書式で正しく使用できるようになることを確信します．

　本書の出版にあたり，協同医書出版社の稲垣淳氏に多大なご協力をいただきました．ここに感謝の意を表します．

柳澤　健

第2版の序

このワークブックの初版が出版されて以来，保健医療は大きく変化しました．病院での入院期間は，あらゆる疾病で短くなりました．在宅，保健施設，亜急性期施設，外来患者センターでの医療の提供が増加し，急性期の病院における医療の提供は減少しています．また，患者のゴール設定や保健医療サービスの供給で，患者の機能面が重視されるようになってきています．この改訂版は，これらの変化を反映しています．ゴールへの期間設定はほとんどの患者で短くなり，機能面が強調されています．また，伝統的な書式のSOAPノートに加えて，機能的帰結書式SOAPノートが提示されます．

臨床教育もまた，過去数年の間に大きく変化しました．臨床指導者に割り当てられる学生の数が増えるにつれて，より効率的な教育方法が必要になりました．臨床家はさらに効率的でなければならず，新人のセラピストは前任者よりもさらに効率的にできることが期待されます．私は，学生により適切かつ効率的に記録する方法を指導するためにこのテキストの初版を使っている臨床指導者を観察してきました．学生あるいは新人のセラピストは病院で勤務する前に記録を書くことに関して十分な予備知識を持って練習することが重要です．

この改訂版では，作業療法助手と理学療法助手にとっての記録の書き方の重要性についても解説しています．また，作業療法と一般的な上肢の例と練習問題を増やしています．さらに伝統的な書式のSOAPノートを機能的帰結SOAP書式に書き直す課題も追加しています．ワークシートは，採点するために切り離して集めることができます．付録は，完全に切り離して持ち運べます．学習者は付録または全部を臨床の場へ持って行くことができます．教授は講義の最初の日に学生がワークシートへ答を丸写ししないように付録Aを集めることができます．また，多くの病院・施設の実情に合わせ，定型の記録報告用紙とコンピュータ利用の記録の章を書き加えました．

このテキストの旧版で発展的改訂が必要となった部分についてフィードバックを与えてくださったすべての方に感謝したいと思います．改訂は，皆さんのニーズを満たすように行われました．どうかフィードバックを我々に与え続けてください．記録方法は保健医療の変化に合わせて変わり続けなければなりません．皆さんが保健医療の変化や本書の改訂にあたって必要なことを寄せてくださる情報はたいへん役に立ちます．

何人かの人々が，この版の改訂に時間を費やしてくださいました．Linda Guth-Stanglは，改訂のために全体のテキストを校正し，申し分のない助言を与えてくださいました．Karen Christopher,

SOAP ノート・マニュアル

　Susan Ahmad，Lori Brown，Kim Robinson，そして Louise Mattingly（同僚の作業療法士）は，私の多数の問いかけに答えてくださり，私が彼らのカルテから教わることをいといませんでした．コンピュータ利用の記録に関する私の知識の大半は，CareCentric Solutions（Inc.）の Charles Mead が教示してくださったものです．また彼は，最後の章（14章）についてのフィードバックを私に与えてくださいました．F.A.Davis のスタッフは，仕事をやり遂げるよう激励してくださいました．彼らはたいへん辛抱強く私につきあってくださいました．

　最初の版と同様，私の子供たち（Kristen と Kathryn）は，休暇中や夕方，母親をこのテキストと忍耐強く分けあってくれました．私の夫（Gerry）にも大いに感謝します．彼は，教育・学問的な情報源であり続け，そしていつも私が仕事を完了する必要があるときにはその時間を確保できるように，余分に時間を割いてくれました．彼の激励と忍耐がいつも私の活力と啓発の源となってくれます．

Ginge Kettenbach

初版の序

　過去数年の間に，患者治療の記録の重要性がますます強調されるようになりました．高齢者医療保険制度やその他の保険会社等は，治療記録を「適切に行われることが望ましいもの」から「適切に行われなければならないもの」へと変え，これがその医療機関が存続し続けるための条件になりました．臨床家が自分の報告技術を監査し，自己評価し始めなければならなくなったとき，彼らは同時に新しいスタッフと学生に適切な報告技術を教える問題にも直面しました．学生が臨床に出たとき，彼らが能率的に業務を行い，質のよいケアを提供できるかどうかということが臨床家を悩まし続けています．

　このワークブックは，臨床指導の中で最も時間がかかる側面の1つである医療記録の書き方を教えることを手助けするために書かれました．私は，私の仲間の教職員が彼らの教室の学生に記録を書くように求めたり，病院の私の同僚が学生に記録を書くことを期待していると知っていたので，私は教職員の立場として記録の書き方を講義しようとしました．詳細な講義を2，3時間実施した後，私は学生に記録を書かせてみました．その結果は私の悩みの種となりました．非常に少数の学生しか適切な記録を書くことができなかったのです．このワークブックは，その必要性から生じたものなのです．

　「学生はいつも病院で働くようになってから記録の書き方を学んだものです．我々にできることはせいぜい，いくらかの基本を彼らに教えることだけです」．私は，臨床家と教職員の両方から何度も何度も同じことを聞かされました．そこで私は，学生が通常は臨床に出てからごくまもない頃にしかできない記録を書くことの練習を提供することを目的にして，本書の原形となったワークシートを作成しました．学生はまず始めに，ある情報が記録のどの部分に属するのかを決定し，次にその情報を適切な順序で適切な見出しの下に整然と配置し，そして最後にSOAPノートを完成することを求められました．

　次の年に私は，臨床家にこのワークシートが成功かどうか判定をしてもらいました．「もし今年，学生の記録を書く技術に例年と違いを感じたならば，私に教えてください．我々は今までとは別のことを試みてみました」．臨床家は，違いに気づいたのです．私はまた，学生の記録を書く技術をテストしました．どの学生の記録も完璧だったというわけではありませんが，情報は全般的に正しく分類され，うまく体系づけられていました．

　数年が経過する中で，私のオリジナルのワークシートはこのワークブックへと変化を遂げました．

SOAP ノート・マニュアル

　このワークブックでは，記録の種々の部分の詳細な例だけでなく，SOAPノートを書くこととセラピストが各々の患者で経験する問題解決過程の間の関係についても説明しています．また，学生が本から切り取って臨床場面へ持ってゆき，すばやく参照できるリファレンスとして活用できる付録を加えました．高度な内容ではないので，セラピストを目指している学生も助手を目指している学生も同じように使うことができます．

　このワークブックが，大学の教員の講義はもちろん，臨床指導者の指導をより簡単にすることを望みます．私は教員と臨床指導者の両方の役割をしており，記録を書くことの問題が大変やっかいなものであることを知っています．そしてこのワークブックが，新人のセラピストが少しでも多くの洗練と容易さを携えて教室から病院へと飛躍するのを手助けすることを，とりわけ望んでいます．

　私はこのワークブックの開発初期に，私の忍耐強い秘書（Annette AufderHeide）から多大のサポートを受けました．私とAnnetteの時間を分かち合ってくれたセントルイス大学の教員の方々にも深謝いたします．最後の校訂の段階で，4人の専門家がこのワークブックを校閲し，非常に多くの有益なフィードバックを私に与えてくださいました．その4人とは，ロウェル大学のSusan B. O'Sullivan教授（MS, RPT）と，東ワシントン大学のHeather Henager教授（MA, PT），サイモンズカレッジのLynn S. Foord教授（PT），そしてコロンビア大学の内科，外科の学部のThomas Schmitz教授（MS, PT）です．また，サイモンズカレッジのJanice E. Toms教授（MEd, PT）と，オハイオ州立大学のLynn A. Colby教授（MS, BS, PT），東ワシントン大学のMeryl R. Gersh教授（MMS, PT），マイアミ大学のLinda D. Crane教授（MMSc, PT, CCS），そしてヘルス・アンド・ヒューマンサービスカレッジのCynthia Norkin教授（EdD, PT）らの援助にも感謝いたします．

　そしてもちろん，私の家族の忍耐と執筆のために時間を費やすことを許してくれたことに対して深謝します．私の娘たち（Kristenとkathryn）は，彼らなりの方法で協力的であり，文字通りこの本と共に成長してくれました．我々の友人であるCathy Kaiserは，本書のために執筆中の私に代わって子供たちの面倒を見ることに多くの時間を割いてくれました．私の夫Gerryは，絶対に不可欠であった教育的相談とフィードバックを私に与えてくれました．とりわけ彼は激励とサポートの尽きることない源でした．これらの人々がいなければ，このワークブックはそのオリジナルの粗雑な草案のままだったと思います．

Ginge Kettenbach

目 次

本書をどう使うか 1

第1章　SOAPノート　序論 4

第2章　診療記録の書き方 10

第3章　略語の使用方法 18

第4章　医学用語 33

第5章　問題点の書き方 39

第6章　Subjective（S）：主観的情報の書き方 41

第7章　Objective（O）：客観的情報の書き方 61

第8章　Assessment（A）：評価の書き方：I—問題点リスト 97

第9章　Assessment（A）：評価の書き方：II—長期ゴールと
　　　　予測される機能的帰結 112

第10章　Assessment（A）：評価の書き方：III—短期ゴール 131

第11章　Assessment（A）：評価の書き方：IV—要約 149

第12章　Plan（P）：計画の書き方 174

第13章　SOAPのさまざまな応用 197

第14章　記録用書式，高額医療費補助制度用書式，
　　　　コンピュータ利用の記録の今後の動向 201

付録A　ワークシート解答 207

付録B	ノートと問題解決の過程	225
付録C	SOAPノートのまとめ	227
付録D	保険会社等の請求に応えるための記録の取り方のこつ	233
付録E	参考文献	237
付録F	フローシートの使い方	239

本書をどう使うか

　本書は，セラピストを志す人たちが患者を治療する際のノート（記録，カルテ）を書く技術を習得するのを援助するために書かれました．他の技術と同様に，ノートを書くことにも練習が必要です．それぞれの章では，ノートの各々の項目について解説した後で，ワークシートを使って練習する機会が与えられます．ただしはじめの数章は，ノートの書き方について知っておくべき一般的な事柄をカバーするためのものであるため，ワークシートがありません．

略語

　第3章（略語の使用方法）では，セラピストによって最も一般的に使われている略語を紹介しています．「XYZ病院の略語リスト」は，このワークブック全体にわたって使用することを認められた略語の一覧です．リストに載っていない略語は，ワークシートを完成するために使用してはいけません．

医学用語

　第4章（医学用語）では，医学用語に関する簡単な解説の後に，ワークシートを提供しています．これらのワークシートは，医学用語についてのあなたの知識の復習の役割だけを果たしており，前もってあなたが深く医学用語を勉強したと仮定しています．もしあなたが容易にワークシートを完成できないならば，医学用語についてもう一度よく復習することが必要です．

ワークシートの完成

　はじめの数章では，問題解決とSOAPノートについてなぜそれを書くのか，それらの言葉の意味は何かを詳しく説明します．各々の章のテキストを注意深く読むことが，首尾よくワークシートを完成し，最終的に上手にノートを書けるようになるための助言となるでしょう．

SOAP ノート・マニュアル

　このワークブックでワークシートを完成することで引き出される利益は，学習者次第です．もしあなたが記録報告の初心者であるならば，付録 A の解答を参照する前に各々のワークシートを自力で完成してみることが非常に重要です．セラピストの数と同じくらい，ノートの書き方にはさまざまな種類があります．もしあなたの答えが解答と正確に同じでないならば，あなたの答えが許容範囲内であるとみなされるかどうか，そして付録 A の解答がなぜあなたの答えより好ましいかを確認してください．最初にワークシートを完成し，それからあなたの答えと解答を比較することによって，あなたは病院で学ぶのと同じやり方で学習することができます．個人の学習とフィードバックは，いつでもノートを書くことを学ぶための最も良い方法です．もしあなたが経験豊かなセラピストであるならば，テキストはやりがいがあると分かり，それらがあなたに価値があると分かれば，あなたはワークシートを利用できます．

付録

　付録 A は，ワークシートの解答です．残りの付録は，あなたがリファレンスとして使えるように書かれています．付録 C と D をこの本から切り離して，ノートを書く際の手助けにするために病院へ持って行くことを勧めます．
　付録 B には，問題解決過程の短い要約とその SOAP ノートの書き方との関係が書かれています．
　付録 C は，SOAP ノートの各々の部分の要約です．中間ノートと退院時ノートの内容の記述も含まれています．
　付録 D は，保険会社等による支払いを最大にするために効果的なノートの取り方の手引きの要約です．
　付録 E は，このワークブックが対象にしているトピックについてさらに学習するための文献リストです．新人のセラピストが，評価器具と報告方法に関する最近のジャーナル記事の検索をするために図書館へ出向くことを想定しています．
　付録 F は，1 人の患者の同じ情報を，SOAP 書式を用いて 3 種類の異なる方法を使って書いたものです．最初の方法は，伝統的な SOAP ノート書式で書かれた情報を示します．2 番目の方法では，SOAP ノートに内容を補足するためにフローシートが使われています．3 番目の方法では，SOAP 書式に従って構成されたフローシートが，伝統的な SOAP ノートの代わりに使われています．

要約

　このワークブックのゴールは，SOAPノートを書くために必要な基礎的な技能を提供することにあります．付録は，あなたが臨床に出る場合の参考資料として載せてあります．それらは病院で使用するために切り離して使用することもできます．ワークシートを完成するために用いられる略語リストは第3章にあります．医学用語の復習は第4章にあります．

　本書は，あなたが患者を評価して治療するのに必要な意志決定の方法のすべてを教えてはいません．ワークシートで使われている各々のケースでは，あなたにはゴールあるいは治療プランの設定について意志決定するために援助が与えられます．これによって，あなたは問題解決過程の良い例を目にすることができます．ワークシートを完成する過程で，あなたは経験豊かなセラピストが組み立てるような意志決定のための理論的根拠を一歩一歩与えられます．これは，あなたが専門職として患者の評価と治療を行うときに遂行することを期待される問題解決の模範になります．

第1章

SOAPノート　序論

　病院において，理学療法士や作業療法士，理学療法助手，作業療法助手そして多くの他の保健医療専門職は，彼らが患者に行ったことを日々文書化します．彼らが用いる方法の1つは，SOAPノートと呼ばれる患者治療記録の書式です．SOAP書式によるノートの書き方は，臨床場面で用いられる唯一の方法であるというわけではありません．しかしこのノートは米国全体にわたって大変一般的に使用されています．セラピストあるいは助手が，学生の間あるいは資格を取ってからでも，SOAPノート書式あるいはその変法の1つにも出会わないということは稀だと思われます．

SOAPとは何の意味か

　SOAPは頭文字です．SOAPの文字の各々が，患者記録の分類の項目を意味します．患者記録は，次に述べるとおりに分割されています：
S：Subjective（主観的情報）
O：Objective（客観的情報）
A：Assessment（評価）
P：Plan（計画）
多くの病院・施設では5番目の分類としてSの前にProblem（問題点）が入ります．

ノートの種類

　患者は，治療の一連の流れの中でまず初期評価を受け，そして定期的に再評価されて最後に治療終了時に評価を受けます．これらの各評価の各々に応じてSOAPノートが作成されます．**初期ノート**は患者の初期評価後に書かれます．**中間**あるいは**経過ノート**には定期的に行う再評価の結果が書かれ

ます．退院時ノートは治療が終了した時点で書かれます．

SOAPノートの起源

　SOAPノート書式は，Lawrence Weed博士によって，問題志向型診療記録（POMR）と呼ばれる医学的診療記録を構築するシステムの一部として導入されました．POMRには，カルテ（診療記録）の最初の部分に患者の持つ問題点リストがあり，各々の医師は，各問題点について言及するために，それぞれのSOAPノートを書きます．多くの病院・施設ではPOMRを使っていません．むしろ他の診察記録を使っています．一部の病院・施設では，改変したPOMR書式を使っています．POMRはいずれにせよ，SOAPノート書式を広く行きわたらせたことで貢献しています．
　医療と関連する多くの健康産業の専門職が，SOAP書式を今日，記録のために使用されている実用的な道具へと改変してきました．不幸にも各領域や各施設では，SOAPノートに独自の変更があります．あなたが医療施設で臨床実習に参加するときでも，後に専門職として実践の場である医療施設に勤務するときでも，自分自身のノートの書き方を各々の施設で使われている書式の変更に適合させることが必要になるでしょう．このワークブックは，どんな病院・施設の必要条件にも応じて順応することができるSOAPノートの書き方の包括的な知識と練習の機会をあなたに提供します．

SOAP書式での機能的帰結報告

　いくつかの医療施設では，機能的帰結報告（Functional Outcomes Reporting: FOR）と呼ばれるSOAP書式に，伝統的なSOAP書式を適合させています．これらの施設では，患者の機能的な状態を強調して考察するSOAPノートを用いて，機能のみを改善するためのゴールと治療方法を設定します．このタイプのノート書式を使う人々は，治療の真のゴール，すなわち患者の機能を改善することを強調します．多くの人が機能的帰結報告が将来の記録方法として用いられるようになるであろうと考えています．しかし，各々の施設で使われるノートの機能的帰結報告の間には多くの相違が存在します．SOAP書式は機能的帰結報告と適合性があるので，SOAP書式の学習は，あなたが今書いているノートや将来書くノートの準備になります．本書の各々の章で，伝統的なSOAPノート書式と機能的帰結SOAPノート書式の間の相違が説明されます．

報告書の目的

　保健医療の専門職は，次のような理由から所見を文書化します：

SOAPノート・マニュアル

1. 診療記録はセラピストが個々の患者の治療でなにを行ったかを記録する．将来，患者に行われた治療に関してなにか問題が起こっても，セラピストと患者の権利は保護される．SOAPノートは，診療の全体を記録したものとして法律上の効力のある文書とみなされる．
2. SOAPノートは，医師と他のセラピストと助手を含む保健医療専門職とのコミュニケーション方法である．ノートは，患者の問診と客観的検査測定とセラピストによる患者の状態の評価を伝える．さらにノートはセラピストが考える（そして患者の考える）治療のゴールとそのための計画を伝える．そのようなコミュニケーションの目的は，種々の保健医療専門職が提供するサービスに一貫性を与えることである．

   良いSOAPノートは，担当セラピストが不在時に代わりにその患者の治療を実施する他のセラピストあるいは助手に内容を伝達する助けになる．リハビリテーションセンター，学校，その他のリハビリテーションチームアプローチを行っているところでは，セラピストのゴール設定と患者の機能レベルについて患者治療に関わる他の専門職に伝達することが可能である．治療を終了して退院した患者にサービスを提供する他の医療専門職は，入院中の担当セラピストのノートが効果的なフォローアップのために非常に役立つものであることを発見するかもしれない．
3. 高齢者医療補助制度検査官や保険会社の代理人などの保険の支払いの扱い者は，治療ノートに基づいて払い戻し金を決定する．この決定は，ノートの内容と完全さによって大きな影響を受ける．
4. 病院や他の施設において，患者のカルテは再検討される．セラピストあるいは助手によって書かれたノートを基にして，患者が退院すべき状態かどうかについて決定がなされる．
5. SOAPによる記録方法は，セラピストが患者治療に関わる考察過程を系統立てるのに役立つ．セラピストは，系統立てられた方法で考察することによって，患者治療に関してより適切な決定をすることができる．SOAPノートは問題解決に向けて思考を組み立てるための優れた方法である．
6. SOAPノートは，治療内容の確認と改善を目的にして使うことができる．適切な治療が行われたかどうかを示すために一定の基準が設定される．SOAPノートの評価により，設定された治療基準が満たされたかどうかを限られた時間の中で確認することが可能となる．
7. SOAPノートは研究に使うことができる．治療内容の確認と同様に，研究対象とする患者や収集するデータのタイプなどについて，まず一定の基準が設定される．ノートからデータを集めることが可能であり，患者のタイプや治療タイプについてまとめることができる．

セラピストや助手は，記録を書くことが患者の評価や治療と同様に，患者治療過程の不可欠な一部分であるということを十分理解することが重要です．毎日非常に多くの時間が，セラピストあるいは助手が何をして，なぜ行うのかを文書化するために費やされます．

意志決定過程（Decision-Making Process）への SOAPノートの関与

　すでに述べたとおり，SOAPノートを使うことはセラピストが内容のある患者治療を構築し，計画することを援助します．このワークブックに提示されているSOAPノート書式に従うことで良好な問題解決技術の学習が保証されるというわけではありません．しかし，それはより良い問題解決が行われるための構造を有しています．患者との最初のセッションの間，評価と意志決定は，以下のような過程をたどって進行します：

1. セラピストは，医師の患者カルテや他院からの紹介状（もしこれらが利用可能ならば）を利用する．患者の問題点に対する医師の印象と同様にX線撮影や諸検査の結果は，患者の問診を計画したり新たに実施する検査を決定するのに役立つ．
　この過程の結果は，**問題点**（Problem）または**診断**（Diagnosis）の部分に記録する．
2. 次にセラピストは患者に問診する．治療のための情報として，患者の病歴，主訴，家庭状況，そしてゴールに関しての情報が集められる．
　そのように集められた主観的情報は，ノートの**主観的情報**（Subjective）または**S**の部分に記録する．
3. 医療記録と患者から集めた情報から，セラピストは客観的検査・測定を計画する．そして計画された検査・測定を完了する．
　実施したこれらの検査・測定結果は，ノートの**客観的情報**（Objective）または**O**の部分に記録する．
4. 問診と検査・測定過程を完了したら，セラピストは記録した情報を解釈して，患者と同じ年齢域における人間の正常範囲内から逸脱した要因を見分ける．これらの要因から，セラピストは患者の機能上の制限（Functional Limitations）と機能障害（Impairment）を含む問題点リストを作成する．
　患者の問題点は，ノートの**機能上の制限**あるいは**問題点リスト**（Problem List）（どちらになるかは，この部分に書かれる内容や病院・施設次第である）と呼ばれる部分に記録される．機能上の制限あるいは問題点リストは，ノートの**評価**（Assessment）または**A**の一部分である．
5. 患者の機能上の制限（あるいは問題点リスト）を作成した後に，セラピストと患者は一緒に患者の機能上の制限か問題点に合わせてゴールを設定する．最初のゴールあるいは機能的帰結の設定には，治療の最終結果，あるいは治療プログラム実施で解決すべき患者の機能上の制限や問題点を記載する．
　治療結果の予測を設定したゴールは，**機能的帰結**（Functional Outcomes）あるいは**長期ゴール**（Long Term Goals）と呼ばれる．機能的帰結あるいは長期ゴールもまた，ノートの**評価**また

はAの部分に記録する．
6. 機能的帰結あるいは長期ゴールが確立した後に，セラピストと患者は短期間のうちに（これは通常，経過ノートを書くまでの期間である．ただし，経過ノートを書くほどの期間にわたって治療を受けつづけるならば，であるが）達成することができる事柄を検討する．ゴールはそのときの短期間のものとして設定される．

　　短期間で達成できると設定したゴールは，**短期ゴール**（Short Term Goals）と呼ばれる．短期ゴールは，ノートの**評価**または**A**の部分に記録する．
7. セラピストと患者が，治療で予測される結果やゴールに関して一緒に意志決定したら，セラピストは，患者の問題点と状態についての評価を整理する．普通でないゴールあるいは測定できなかった項目，治療できない患者の要因についてその理由を列挙する．

　　セラピストの**要約**（Summary）や**印象**（判断）（Impressions）は，ノートの**評価**または**A**の部分に列挙する．
8. 患者と一緒にゴールを設定した後に，セラピストはそれらを達成するための治療計画を概説する．

　　治療計画は，ノートの**計画**（Plan）または**P**の部分に列挙する．

理学療法助手または作業療法助手による保健医療の報告書

　理学療法助手と作業療法助手はしばしば患者の状態とゴールおよび治療計画に関する初期ノートを読んで，セラピストによって概説された初期ノートの計画に従うことになっています．理学療法助手あるいは作業療法助手が，ある期間（期間は，各病院・施設の方針や州の法律によって異なる）患者を診たら，セラピストの初期ノート以降に生じた患者のいかなる状態変化をも中間ノート報告書として文書化しなければなりません．また助手はセラピストと患者の状態やゴール，治療について話し合った後には記録をし直すか，以前に書かれた短期ゴールを書き直すか，対応するかしてそれ相応に患者の治療計画を改めます．ほとんどの病院・施設において，セラピストはノートに報告された内容に同意したことを示すために，助手のノートに連署します（これも，各病院・施設や州の法律によって異なります）．

　患者の治療報告における助手の役割の重要性を認識することは，セラピストと助手の双方にとって非常に大切なことです．助手は治療の補助と同様に，報告書の作成業務に関しても十分に参加する技術を発展させることができます．保健医療の変化とともに，報告書を手助けすることは助手の重要な役割となり，助手にとって報告書作成技術はセラピストにとってのそれと同じくらい重要になりました．理学療法助手と作業療法助手の学生は，このワークブックで学ぶ技術を十分に活用することが奨励されます．

　本書のワークシートに記載された記録は，初期ノートの例です．助手が病院で初期ノートを書かな

いとしても，初期ノートを書くために使われる同じ技術が中間ノートを書くために使われます．それゆえに助手をめざす学生は，すべてのワークシートのノートを書くことに挑戦することが奨励されます．初期ノートの例を，セラピストと助手が一緒に協力して患者評価を実施したり，ゴールの設定あるいは再設定について一緒に話し合う間の中間ノートと考えてください．セラピストと一緒にノートを書くことが求められたり，ノートに連署するような状況はあなたの将来に実際に起こることでしょう．病院・施設により，理学療法・作業療法の助手の使い方は異なります．しかし助手の役割の具体的な詳細が何であれ，助手に優れた報告技術が必要とされることは明らかなのです．

要約

　SOAPノートは，一般的によく使われる記録方法の1つです．SOAP書式は，治療を実施するあらゆる患者の初期ノート，中間ノート，退院時ノートのいずれを書くにも適しています．おそらくそれはほとんどの臨床家が出会う最も包括的な書式です．Lawrence Weed博士のPOMR書式は，今日，より一般的に使用されているSOAPノート書式の原点を含んでいます．

　治療内容の質的確認からコミュニケーション，退院時計画まで，報告書には多くの目的があります．報告書は，民事訴訟の際や保険会社等が正確な情報を得るために保健医療の分野で大変重要になっています．SOAP方式は，問題点を通して思考し，治療内容に対する責任を論証し，治療内容を文書化するための手引きの役割を果たします．新しく病院に入る臨床家には，これらのすべてが必要とされます．

第2章 診療記録の書き方

　病院・施設の診療記録の書き方は，学生が慣れている論文やレポートを書く様式とは異なります．カルテあるいは資料を作成するには医学的な略語と専門用語の使用が必要であり，簡潔さが強調されます．以下の指針は，あなたが診療記録の書き方に慣れるのに役立つでしょう*¹．

正確性

　けっして誤って記録したり，誇張したり，データを捏造してはいけません．SOAPノートは永久的な法律的文書です．誤字や文法・句読点の誤りは誤解の原因になります．客観的な情報は事実のみが述べられます．
　情報を客観的にしてください．同僚の批判や，勤務状態についての不平は患者ノートに書きません．ノートは患者についてのものであり，保健医療提供者についてのものではありません．

簡潔性

　情報は簡潔に述べます．短い簡潔な文章を使います．長く入り組んだ文章は避けてください．"そして（and）"で短い文章をいくつも連結することも避けてください．いくつかの病院・施設では，略語か概略書式を使うことが許されます．どんな様式を使うにせよ，混乱を避けるために様式の一貫性を守り，病院・施設あるいは臨床実習先の方針に対応することが大切です．

---

*¹ 訳者注：本章の内容には英語の文法上の事情を反映しているところがあり，日本語でのノート記述にはそのまま適応しない部分もあることに注意．

■ 例 ■

簡潔

Pt. amb 10 ft.in // bars indep. but required min assist of 1 to turn around in // bars. Sit↔stand from w/c indep. using // bars for support.

＜訳＞
患者は平行棒内3mを自立歩行可．しかし平行棒内で反対に向きを変えるために1人の軽介助を要する．
車椅子・立位間の移動は，平行棒につかまれば自立．

冗長

Once the patient wheeled up to the // bars and positioned himself in front of the // bars, he locked his w/c, raised the foot plates, and scooted forward from the seat of the chair. He then gripped the // bars with his hands and on the count of 3 was able to pull himself up to a standing position without any assist. from the therapist. Once standing, he was able to ambulate by positioning his arms forward and then taking steps. He could lead with either right or left foot. Upon turning in the // bars, he was unable to let go with one arm to pivot his body around. Therapist had to give some support until the patient was turned around and both arms were back on the // bars.

＜訳＞
患者が平行棒まで車椅子を動かして平行棒の前で自分の位置を定めたら，車椅子にブレーキをかけ，フットプレート（足乗せ板）を上げて，座面の前方にお尻を移動した．それから彼は平行棒をしっかりつかんで，3つ数えて号令をかけて，セラピストからのどんな介助もなしで立位へと立ち上がることができた．立位がとれたら，彼は前方に彼の腕を移動して，踏み出すことで歩行することができた．彼はどちらの足からでも踏み出せた．平行棒内で，体を回旋軸にして向きを変えるときに，一側上肢を離すことができなかった．セラピストは，患者が向きを変え，両手が平行棒の復路の方向をつかむまで，わずかな介助をしなければならなかった．

　略語は簡潔に書くことに役立ちます．略語は，あなたが働く病院・施設で認められている略語リストに含まれているものから使います．オリエンテーションが行われるときに，その病院・施設の標準的な略語リストのコピーを求めてください．

　簡潔すぎると理解できないこともあります．理解するために十分な情報が提供されなければなりません．ほとんどのSとOの記述が動詞（あるいは動詞に代わるいくつかの句読点．"句読点"の項目を参照）を含みます．

明確性

　SOAPノートの言葉づかいは，その意味が読者にすぐにはっきりと理解できるべきものです．過去形から現在形への突然の時制変化は避けます．

■ 例 ■

> 誤り：Pt. stated she lived alone. Describes 5 steps s̄ hand railing at entry of her 1-story house. Denied previous use of assistive device.
> <訳>
> 患者は一人暮らしだといった．彼女の1階建ての家の入口には，手すりのない5段の階段があるという．以前に補助具を使用したことはないといった．
>
> 正解：States lives alone. Describes 5 steps s̄ hand railing at entry of her 1-story house. Denies previous use of assistive device.
> <訳>
> 一人暮らしだという．彼女の1階建ての家の入口には，手すりのない5段の階段があるという．以前に補助具を使用したことはないという．

曖昧な専門用語は避けてください．

■ 例 ■

> **曖昧**
> "ROM is ↑"
> "feeling better"
> "amb c̄ some assist."
> <訳>
> 可動域改善
> 良い感じ
> 少量の介助で歩行
>
> **明確**
> "Ⓡ shoulder flexion AROM is ↑ to 0–70°"
> "Pt. states she knows she is feeling better indicated by her ability to perform light housekeeping tasks for 〜2 hrs. ā tiring."
> "Pt. amb c̄ walker NWB Ⓛ LE for 〜20 ft × 2 c̄ min + 1 assist."
> <訳>
> 右肩の自動屈曲可動域が0°から70°に改善
> 患者は軽い家事動作を約2時間は疲れずに行えるので，自分の状態が良いのがわかるという．
> 患者は左下肢を免荷して歩行器にて約6mを2回，1名の軽介助で歩行可能．

　文字が判読できるようにきちんと書くことが大切です．もしノートが容易に読めないならば，ノートを書くことの目的が薄れてしまいます．
　病院・施設で標準的な略語を使うことは，ノートを取る際に明瞭さを保証するのに絶対不可欠なことです．たとえば"軽介助"のようなリハビリテーション部門で使われる専門用語は，部門のすべてのセラピストの間で一貫した意味を持つ用語として明確に定義して使用されます．

正確性，簡潔性，明確性を誤った例

■ 例 ■

誤　り：Pt. was unable to perform activity due to *muscle absence*. （不正確で曖昧）
　　　　＜訳＞患者は筋肉不全のため活動することができなかった．

正　解：... due to *muscle paralysis*.
　　　　＜訳＞〜筋肉麻痺のため〜

誤　り：*Watch for* return of *absent muscles*. （曖昧で不正確）
　　　　＜訳＞筋肉不全の回復を見なさい．

正　解：*Reassess prn* for *motor return*.
　　　　＜訳＞運動の回復を必要に応じて再評価しなさい．

誤　り：Pt. is *sore*. （あまりに簡単，曖昧）
　　　　＜訳＞患者は，痛い．

正　解：Pt. is *sensitive to touch*.
　　　　＜訳＞患者は触覚に対して敏感である．

誤　り：Pt. *didn't have any tightness*. （冗長，曖昧）
　　　　＜訳＞患者はどこも固くなかった．

正　解：*No ROM limitations* noted.
　　　　＜訳＞特筆する可動域制限はなし．

誤　り：*Had his* Ⓡ *leg cut off because of circulation problems*. （冗長）
　　　　＜訳＞彼は，循環の問題のために右足を切り取った．

正　解：Ⓡ *LE amputation 2° to PVD*.
　　　　＜訳＞末梢血管疾患による右下肢切断

誤　り：Pt. was unable to wiggle toes *when asked to*. （冗長）
　　　　＜訳＞患者は，尋ねられて足趾を小刻みに動かせなかった．

正　解：Pt. was unable to wiggle toes *upon request*.
　　　　＜訳＞患者は，要求に応じて足趾を小刻みに動かせなかった．

誤　り：Assessment *was* incomplete *because of* pt. confusion. （冗長）
　　　　＜訳＞評価は患者の錯乱のために不完全だった．

正　解：Assessment incomplete *2° to* pt. confusion.
　　　　＜訳＞患者の錯乱により評価不完全．

句読点

ハイフン（-）

　ハイフンはノートでは避けるべきです．なぜならハイフンは筋力検査で用いられるマイナスあるいは他の検査での陰性徴候（たとえばSLRが右で −）と間違われるからです．例外として；ハイフンが一般的に〜から〜（through）という言葉の代わりに使われるケース（たとえば，AROMが0–48°）があります．

セミコロン（；）

ノートのSの項目の部分で"いう（states）"という言葉を使い過ぎる代わりに，セミコロンを2つの関連した文章をつなぐために使うことができます．

> ■ 例 ■
>
> "States position of comfort for sleep is on Ⓡ side. States pain does not awaken pt. at night ＜訳＞ 睡眠の快適体位は，右側を上にした側臥位であるという．夜間に痛みで目が覚めることはないという．…"と書く代わりに，"States position of comfort for sleep is on Ⓡ side; pain does not awaken pt. at night. ＜訳＞ 睡眠の快適体位は，右側を上にした側臥位；夜間に痛みで目が覚めることはないという．"と書くことができる．

コロン（：）

コロンは"…は…である（is）"の代わりに用いることができます．

> ■ 例 ■
>
> "AROM Ⓡ shoulder flexion is 0–90°＜訳＞右肩屈曲自動可動域は，0°から90°である"と書く代わりに，"AROM Ⓡ shoulder flexion: 0–90°.＜訳＞右肩屈曲自動可動域：0–90°."と書くことができる．

誤りの訂正

修正液は診療記録で使うべきでありません．破り捨てたり，情報を末梢しようとすることは，まるで医療専門職が医療過誤を"覆い隠そう（cover up）"としているかのように判断させます．カルテ記載時の誤りを訂正する適切な方法は，誤った箇所に横線を引き，誤ったところの上に"誤り（error）"と記し，さらに日付と自分のイニシャルを書くことです．

> ■ 例 ■
>
> 正解：
> (error)vkk 2/28/94
> ~~some~~ min +1 assist.
> ＜訳＞
> 　（誤り）vkk 2/28/94
> 　~~いくらか~~ 1人の軽介助で

ノートへの署名

あなたは診療記録にその都度，署名をすべきです．すべてのノートは，あなたの正規のサイン（あなたの姓と法律上の名かイニシャル）をもって署名されるべきです．どんな愛称も使ってはいけません．

セラピストあるいは助手などのあなたの地位を示すイニシャルは，あなたの名前のあとに続けて書きます．

> ■ 例 ■
>
> Sue Brown, PT ＜訳＞理学療法士 あるいは James Smith, PTA ＜訳＞理学療法助手
> Maryann Jones, OTR ＜訳＞作業療法士 あるいは Barbara McDonald, COTA ＜訳＞作業療法助手

いくつかの病院・施設では，PTかPTAに，LかPかRの追加のイニシャルを使う習慣があります．米国理学療法士協会は，PTかPTAの使用だけを主張しています．米国作業療法士協会は，OTRかCOTAの使用を主張しています．いくつかの病院では，学生は彼らのノートにSPTかSPTAかOTSかOTASと署名します．他では，学生は名前だけ署名するように求められます．どちらの場合でも，普通は学生の署名の後にはスラッシュを入れ，そして指導しているセラピストの署名が続きます．

> ■ 例 ■
>
> Gene White, SPT ＜訳＞理学療法学科学生 /Sue Brown, PT ＜訳＞理学療法士
> Peter Maxwell, OTS ＜訳＞作業療法学科学生 /Maryann Jones, OTR ＜訳＞作業療法士

患者を主体として書く

ノートは，患者主体のものでありセラピスト主体のものではありません．

> ■ 例 ■
>
> 誤り：I helped this patient transfer c̄ min assist. from his w/c to the plinth.
> ＜訳＞
> 私は，この患者を彼の車椅子からプラットホームに移乗する際に，軽介助をして助けた．
>
> 正解：Pt. transferred c̄ min assist. w/c ↔ plinth.
> ＜訳＞
> 患者は，車椅子・プラットホーム間を軽介助で移乗した．

もし何らかの理由でセラピストが自分自身を主体にした書き方をしなければならないならば，ほとんどの病院・施設では，"セラピスト"か"理学療法士（作業療法士）"のように三人称で書かれることが望まれます．

■ 例 ■
Pt. states therapist should be putting his shoes on for him like his family does at home.
＜訳＞
患者は，家庭で彼の家族がそうしているように，セラピストが彼に靴を履かせてくれるようにといっている．

白紙あるいは空白行

ある記載と次の記載との間に空白の行を残すべきでなく，またある1つの記載の中にも空白を残してはいけません．空白行は，他の人がカルテにすでに書かれている情報を偽造することができる場所になります．たとえば"not"のような否定語を1つノートに加えることで，ノートの内容の意味が全く変わることになります．

カルテでの指示・処方の書き方

医師がセラピストに処方を出したとき，セラピストはカルテの処方記録に対し責任があります．カルテに処方を書く際に，次の書式がほとんどの病院や施設での標準です：

日付/時間/指示・処方
v.o.（口頭指示）医師の氏名/セラピストの署名，OTR（あるいはPT）

■ 例 ■
12-24-95/10:50/Pt. may be FWB in PT
v.o. Dr. Ache/Sue Brown, PT
＜訳＞
1995年12月24日/10時50分/患者は理学療法で全荷重が可能であろう．
口頭指示 Dr. Ache/Sue Brown, PT

セラピストがカルテに医師の処方を書いたら，医師は次にカルテを見たときか，あるいはできるだけ早くそれに連署します．

要約

　要するに，医療記録は正確，簡潔，明瞭に書きます．誤りは訂正しますが，消し去ったり修正液で訂正してはいけません．あなたはどんな法律上の文書にも，あなたの正規の署名を書きます．もしあなたがこれらの指針に従って，本書の課題全体を通してそれらを適用するならば，病院に勤務して毎日の記録を書くときのための良い診療ノートスタイルを発展させることができるでしょう．

第3章

略語の使用方法*1

　略語の使用はノートを記載する時，時間とスペースを節約します．カルテに書かれた事柄を病院の皆が理解できるようにするために，ほとんどの医療機関には承認されている略語リストがあります．これらのリストはその個々の病院・施設の診療ノートでのみ使われます．この略語リストは，各々の病院・施設の診察記録部門によって承認されています．受け入れられる略語リストは，病院・施設ごとにさまざまであり，理学療法と作業療法のように近接の保健医療分野でのみ使用される専門用語とは異なります．

　以下の略語リストは，このワークブックのすべてのワークシートで承認されたリストとして使われます．このリストは少なくとも13の異なる保健医療の病院・施設で使われている最も一般的な略語を編集したものです．リストに載っていない略語は，どのようなものであれワークシートのためには受け入れ難いとみなされます．病院でノートを書き始めるとき，病院・施設の許容範囲内の略語リストを使わなければならないことを覚えていてください．あなたが経験するいかなる病院・施設のオリエンテーションでも，認められている略語リストについて確認するべきです．病院・施設によって頻繁に使われる略語に特に精通できるようにします．略語についてさらに学習するためには，付録E（参考文献）を参照してください．

XYZ病院で承認されている略語と記号

A:　　　　　　　assessment 評価，判断，考察
AAROM　　　　active assistive range of motion 自動介助関節可動域
abd　　　　　　abduction 外転
ac　　　　　　 before meals 食前

---

*1 訳者注：本章の略語リストは，架空の医療機関「XYZ病院」で承認されている略語と記号である．日本語でのノート記載の際には，各施設・病院に適した略語・記号を選択し，日本語の文章での乱用には注意が必要である．邦訳では内容の理解を優先するため，単位記号等を除き，原則としてノートの訳文中では略語を用いない．

AC joints	acromioclavicular joints 肩鎖関節
ACTH	adrenocorticotrophic hormone 副腎皮質刺激ホルモン
add	adduction 内転
ADL	activities of daily living 日常生活活動
ad lib	at discretion 自由に
adm	admission 入院，承認
AE	above elbow 肘上，上腕
AFO	ankle foot orthosis 足部装具
AIDS	autoimmune deficiency syndrome エイズ，後天性免疫不全症候群
AIIS	anterior inferior iliac spine 下前腸骨棘
AJ	ankle jerk アキレス腱反射
AK	above knee 膝上，大腿
a.m.	morning 午前
AMA	against medical advice 医学的助言に対して
amb	ambulation, ambulating, ambulated, ambulate, ambulates 移動，歩行
ant	anterior 前方の
AP	anterior-posterior 前後
AROM	active range of motion 自動関節可動域
ASA	aspirin アスピリン
ASAP	as soon as possible できるだけ早く
ASHD	arteriosclerotic heart disease 動脈硬化性心疾患
ASIS	anterior superior iliac spine 上前腸骨棘
assist.	assistance, assistive 介助，介助の
B/S	bedside ベッドサイド
BE	below elbow 肘下，前腕
bid	twice a day 1日に2回
bilat.	bilateral, bilaterally 両側，左右
BK	below knee 膝下，下腿
BM	bowel movement 排便
BP	blood pressure 血圧
bpm	beats per minute 拍／分
BRP	bathroom privileges 入浴許可
BUN	blood urea nitrogen 血液尿窒素（血液検査）
C	Centigrade 摂氏，℃
C&S	culture and sensitivity 教養と感受性
CA	cancer, carcinoma 癌
CABG	coronary artery bypass graft 冠状動脈バイパス移植
CAD	coronary artery disease 冠状動脈疾患
cal	calories カロリー

CBC	complete blood count 全血球値	
CBI	closed brain injury 非開放性脳損傷	
CBS	chronic brain syndrome 慢性脳症候群	
CC, C/C	chief complaint 主訴	
cc	cubic centimeter 立方センチメートル	
CHF	congestive heart failure うっ血性心不全	
cm	centimeter センチメートル	
CNS	central nervous system 中枢神経系	
c/o	complains of 不平を言う，主訴・愁訴を言う，訴える	
CO₂	carbon dioxide 二酸化炭素	
COLD	chronic obstructive lung disease 慢性閉塞性肺疾患	
cont.	continue 続く，継続	
COPD	chronic obstructive pulmonary disease 慢性閉塞性肺疾患	
COTA	certified occupational therapy assistant 作業療法助手	
CP	cerebral palsy 脳性麻痺	
CPR	cardiopulmonary resusciation 心肺蘇生術	
CSF	cerebral spinal fluid 脳脊髄液	
CV	cardiovascular 心臓血管の	
CVA	cerebrovascular accident 脳血管障害	
CWI	crutch walking instructions 松葉杖歩行指導	
Cysto	cystoscopic examination 膀胱鏡検査	
dept.	department 部門	
DIP	distal interphalangeal joint 遠位指節間関節	
D/C	discontinued or discharged 中止，終了，または退院	
DM	diabetes mellitus 糖尿病	
DO	doctor of osteopathy オステオパシー（自然治癒力を活かす整骨医学）専門医師	
DTR	deep tendon refrex 深部腱反射	
Dx	diagnosis 診断	
ECF	extended care facility 長期治療施設	
ECG, EKG	electrocardiogram 心電図	
EEG	electroencephalogram 脳波	
EENT	ear, eyes, nose, throat 耳，眼，鼻，咽喉	
EMG	electromyogram, electromyography 筋電図	
E.R.	emergency room 救急室，救急診療	
eval.	evaluation 評価	
ext.	extension 伸展	

F	fair（muscle strength, balance）	良（徒手筋力検査，バランス）
FBS	fasting blood sugar	空腹時血糖値
FH	family history	家族歴
flex	flexion	屈曲
ft.	foot, feet	フィート（長さの単位であり，身体部分の足部ではない．1 フィート＝30.48 cm）
FUO	fever, unknown origin	不明熱
FWB	full weight bearing	全荷重
fx	fracture	骨折
G	good（muscle strength, balance）	優（徒手筋力検査，バランス）
GB	gallbladder	胆嚢
GI	gastrointestinal	胃腸の
gm	gram	グラム
GYN	gynecology	婦人科
h, hr.	hour	時間
H&H, H/H	hematocrit and hemoglobin	ヘマトクリット値（赤血球容積率）とヘモグロビン（血色素）
H&P	history and physical	病歴と理学的〔所見〕
HA, H/A	headache	頭痛
Hb, Hgb	hemogrobin	ヘモグロビン（血色素）
HVVD	hypertensive cardiovascular disease	高血圧性心疾患
HEENT	head, ear, eyes, nose, throat	頭部，耳，眼，鼻，咽喉
HEP	home exercise program	家庭訓練プログラム
HI	head injury	頭部外傷
HIV	human immunodeficiency virus	ヒト免疫不全ウイルス
HNP	herniated nucleus pulposus	シュモール結節
HOB	head of bed	ベッドの頭部
HR	heart rate	心拍数
hr.	hour	時間
hs	at bedtime	臥床時，就寝時刻
ht.	height	身長
Ht	hematocrit	ヘマトクリット値（赤血球容積率）
Htn	hypertension	高血圧〔症〕
Hx	history	病歴，経歴，経過
I&O	intake and output	摂取量と拍出量
ICU	intensive care unit	集中治療部（室）
IM	intramuscular	筋肉内の

imp.	impression 印象	
in.	inches インチ（長さの単位で，1インチ＝2.54cm）	
indep	independent 自立，独立	
inf	inferior 下方の	
IV	intravenous 静脈内の	

kcal	kilocalories キロカロリー
kg	kilogram キログラム
KJ	knee jerk 膝蓋腱反射
KUB	kidney, ureter, bladder 腎臓，尿管，膀胱

L, l.	liter リットル
Ⓛ	left 左
lb.	pound ポンド（質量の単位で，1ポンド＝0.4536kg）
LBP	low back pain 腰痛
LE	lower extremity 下肢
LOC	loss of consciousness 意識消失
LP	lumbar puncture 腰椎穿刺

m	meter メートル
max	maximal 重（度），最大，最高
MD	medical doctor; doctor of medicine 医師
MED	minimal erythemal dose 最小紅斑量
Meds.	medications 薬物
MFT	muscle function test 筋機能検査
mg	milligram ミリグラム
MI	myocardial infarction 心筋梗塞
min	minimal 軽（度），最小，最低
min.	minutes 分
ml	milliliter ミリリットル
mm	millimeter ミリメートル
MMT	manual muscle test 徒手筋力検査
mo.	month 月
mod	moderate 中（度）
MP, MCP	metacarpalphalangeal 中手指節関節
MS	multiple sclerosis 多発性硬化症

N	normal（muscle strength）正常（徒手筋力検査）
NDT	neurodevelopmental treatment 神経発達的治療
neg.	negative 陰性の

N.H.	nursing home 養護施設	
noc	night, at night 夜，夜間	
npo	nothing by mouth 絶食	
NSR	normal sinus rhythm 正常洞調律	
NWB	non-weight-bearing 免荷	

O:	objective 客観的情報	
OB	obstetrics 産科	
OBS	organic brain syndrome 器質性脳症候群	
od	once daily 1日に1回	
O.P.	outpatient 外来患者	
O.R.	operating room 手術室	
ORIF	open reduction, internal fixation 観血的整復，内固定	
OT	occupational therapy, occupational therapist 作業療法，作業療法士	
OTR	occupational therapist 作業療法士（作業療法士の公的な署名の際用いられる）	
oz.	ounce 常用オンス（質量の単位で，1オンス＝1/16ポンド≒28.3495 g）	

P	poor（muscle strength, balance）可（徒手筋力検査，バランス）	
P:	plan（treatment plan）計画（治療計画）	
P.A.	physician's assistant 看護医（米国の），医師助手	
PA	posterior/anterior 後/前	
para	paraplegia 対麻痺	
pc	after meals 食後	
per	by/through 〜によって/〜を通して	
per os, p.o.	by mouth 摂食	
PERRLA	pupils, equal, round, reactive to light and accommodation 瞳孔は等しく，丸く，光線と調節に反応する	
P.H.	past history 既往歴	
p.m.	afternoon 午後	
PNF	proprioceptive neuromuscular facilitation 固有受容性神経筋促通法	
PNI	peripheral nerve injury 末梢神経損傷	
POMR	problem-oriented medical record 問題志向型診療ノート	
pos.	positive 陽性の	
poss	possible 可能な	
post	posterior 後，後方	
post-op	after surgery（operation）手術後	
PRE	progressive resistive exercise 漸増的抵抗訓練	
pre-op	before surgery（operation）手術前	
prn	whenever necessary 必要であるならいつでも	
PROM	passive range of motion 他動関節可動域	
PSIS	posterior superior iliac spine 上後腸骨棘	

PT	physical therapy, physical therapist 理学療法，理学療法士（セラピストの署名の後ろに記す．病院・施設により異なる．）
PT/PTT	protime/prothrombine time プロタイム/プロトロンビン時間
Pt., pt.	patient 患者
PTA	physical therapist assistant 理学療法助手
PTA	prior to admission 入院前に
PTB	patellar tendon bearing 膝蓋腱部荷重
PVD	peripheral vascular disease 末梢血管疾患
PWB	partial weight bearing 部分荷重
q	every いつも，毎
qd	every day 毎日
qh	every hour 毎時間，1時間ごと
qid	four times a day 1日に4回
qn	every night 毎晩
qt.	quart クォート（体積の単位で，アメリカでは1クォート＝1/4ガロン＝57.75立方インチ）
®	right 右
RA	rheumatoid arthritis 慢性関節リウマチ
RBC	red blood cell count 赤血球数算定
R.D.	registered dietician 栄養士
re:	regarding 〜に関して
rehab	rehabilitation リハビリテーション
reps	repetitions 反復，繰り返し
resp	respiratory, respiration 呼吸
RN	registered nurse 看護婦
R/O	rule out 除外する，鑑別する（適切な診断を行うために，医師は名前を付けられた疾患／状態を除外しようとするが，もし除外できなければこれが診断名となる．）
ROM	range of motion 関節可動域
ROS	review of systems システム監査，再検査
RROM	resistive range of motion 抵抗運動可動域
R.T.	respiratory therapist, respiratory therapy 呼吸療法士，呼吸療法
Rx	treatment, prescription, therapy 治療，処方，運動治療
SACH	solid ancle cushion heel サッチ足
SCI	spinal cord injury 脊髄損傷
SC	joint sternoclavicular joint 胸鎖関節
sec.	seconds 秒

SED	suberythemal dose 皮膚紅斑量
sig	directions for use, give as follows, let it be labeled 用法，処方箋
SI（J）	sacroiliac（joint） 仙腸関節
SLE	systemic lupus erythematosus 全身性エリマテトーデス
SLR	straight leg raise 膝関節伸展位での股関節屈曲
SNF	skilled nursing facility 職業訓練養護施設
SOAP	subjective, objective, assessment, plan 主観的情報，客観的情報，評価，計画
SOB	shortness of breath 息切れ
S/P	status post 所見（例：S/P Ⓛ hip fx means Pt. fx her hip in the recent past ＜訳＞以下の左股関節骨折は，患者の股関節骨折が最近のことであることを示す）
spec	specimen 実例，被験者
stat.	immediatery, at once ただちに
Sx	symptoms 症状
T	trace（muscle strength） 不可（徒手筋力検査）
tab	tablet 錠剤
TB	tuberculosis 結核
tbsp.	tablespoon 大さじ
TENS, TNS	transcutaneous electrical nerve stimulator 経皮的電気刺激
THR	total hip replacement 人工股関節全置換術
TIA	transient ischemic attack 一過性脳虚血発作
tid	three times daily 1日に3回
TKR	total knee replacement 人工膝関節全置換術
TM（J）	temporomandibular（joint） 側頭下顎関節
TNR	tonic neck refrex（ATNR, STNR） 緊張性頸反射（非対称性緊張性頸反射，対称性緊張性頸反射）
t.o.	telephone order 電話処方
TPR	temparature, pulse & respiration 体温，脈拍，呼吸（いわゆるバイタルサイン）
tsp.	teaspoon 小さじ
TUR	transurethral resection 経尿道的切除術
UA	urine analysys 尿検査
UE	upper extremity 上肢
UMN	upper motor neuron 上位運動ニューロン
URI	upper respiratory infection 上気道感染症
US	ultrasound 超音波
UTI	urinary tract infection 尿路感染症
UV	ultraviolet 紫外線

VD	venereal disease 性病	
v.o.	verbal orders 口頭処方，口頭指示（例：v.o. Dr.Smith/セラピストの署名）	
vol.	volume 容積，体積	
v.s.	vital signs バイタルサイン	
w/c	wheelchair 車椅子	
W/cm²	watts per square centimeter ワット/平方センチメートル	
WBC	white blood cell count 白血球数	
wk.	week 週	
WNL	within normal limits 正常範囲内	
wt.	weight 体重	
y/o or y.o.	years old 歳	
yd.	yard ヤード（長さの単位で，1ヤード＝3フィート＝36インチ＝0.9144 m）	
yr.	year 年，年齢	
+1，+2	助手人数，介助人数（1人の患者に要する介助人数，"assistance of 1"とも書く）（例：amb…c̄ min＋1 assist., または, amb…c̄ min assist. of 1 ＜訳＞1人の軽介助で歩行する．）	
♂	男，男性，男子	
♀	女，女性，女子	
↓	下へ，下方へ，減少，低下	
↑	上へ，上方へ，増加，上昇，改善，増悪	
//	平行棒（// bars とも書く）	
c̄	～で，と共に	
s̄	～なしで，を要しないで	
p̄	後で，後	
ā	前に，前	
～ または ≈	だいたい，おおよそ，約…	
@	…で（at）（@は，at としてもっぱらは使用しない）	
△	変化	
＞	より大きい，より多い	
＜	より小さい，より少ない	
＝	同じ，同等，同量	
＋	プラス，陽性（陽性は，pos. とも略される）	
－	マイナス，陰性（陰性は，neg. とも略される）	
＃	ナンバー（#1＝ナンバー1，第1番），ポンド（5#wt.＝5ポンド，また lbs. とも略される）	
/	…に付き…，…分の…	

SOAP ノート・マニュアル

%	パーセント
+, &, et.	そして
↔, ⇌, ⇋	…から…へとまたその逆を，…の間を
→	…へ，…に向かって，…に進んで，…に近づいて
1°	第1の，主要な
2°	第2の，2番目の，二次的に
×	行う回数，繰り返しのセット数（×2＝2回，×3＝3回）

略語の使用例

以下が診療ノートの略語の使用例です．

1. 医師のノートからあなたが得る情報：Pt. has hx of Htn, ASHD, CHF, MI in 1993, TIA in 1994.

    解釈：The patient has a history of hypertension, arteriosclerotic heart disease, congestive heart failure, myocardial infarction in 1993, transient ischemic attack in 1994.

    ＜訳＞患者には，1993年に動脈硬化性心疾患，高血圧症，うっ血性心不全，心筋梗塞症の既往があり，1994年には一過性脳虚血発作の既往がある．

2. カルテに書かれた処方：

    Up ad lib
    ASA q 4 hrs.
    BRP prn
    NPO p̄ midnight
    v.o. Dr. Smith/Janice Jones, OTR

    解釈：

    Up at discretion (patient's discretion)
    ＜訳＞自由に起きる（患者の判断）

    Aspirin every 4 hours
    ＜訳＞4時間毎にアスピリン

    Bathroom privileges when necessary
    ＜訳＞必要なときに入浴許可

    Nothing by mouth after midnight
    ＜訳＞深夜以降絶食

    Verbal order given by Dr. Smith to Janice Jones, occupational therapist
    ＜訳＞以上の口頭指示がSmith医師から，作業療法士のJanice Jones氏に与えられた．

SOAPノート・マニュアル

3. 理学療法士のノート：Rx: AROM Ⓡ ankle bid　　解釈：Treatment: Active range of motion right ankle twice per day.
　　＜訳＞治療：右足関節の自動関節可動域訓練を1日に2回行う．

4. 医師の初期ノートのカルテ：imp: COPD; R/O lung CA　　解釈：Impression: Chronic obstructive pulmonary disease; rule out lung cancer.
　　＜訳＞考察：慢性閉塞性肺疾患であり，肺癌は除外する．

5. 医師の処方：
　　record I & O
　　all meds per IV
　　NPO
　　transfer pt.to ICU

解釈：
Record intake and output
＜訳＞摂取量と拍出量を記録
All medications through intravenous (tuve)
＜訳＞すべての薬物は静注とする
Nothing by mouth
＜訳＞絶食
Transfer patient to the intensive care unit.
＜訳＞集中治療部（室）へ患者を移送．

　あなたは，診療ノートで略語を使うこととそれを解釈することの両方をできることが求められます．病院で実習するときには，この章のリストにあるほとんどの略語に遭遇するでしょう．ノートを書くときは，いつでも適切に略語を使うことが求められます．

略語の使用方法：ワークシート1

略語で書かれた文章は，完全な文章へ直しなさい．逆に，通常の文章は，略語を用いて書き直しなさい（解釈は日本語で可）．

1. <u>医師の処方</u>：
   to PT per w/c turn Pt. qh

   解釈：
   _____
   _____
   _____

2. <u>カルテに</u>：
   Dx: RA; R/O SLE.

   解釈：
   _____
   _____
   _____

3. <u>PTノートに</u>：
   Treatment: once per day, activities of daily living training, ultrasound at 1.0 to 1.5 watts per centimeter squared to anterior superior aspect of right knee for 5 minutes.
   ＜訳＞治療：1日に1回，日常生活活動訓練と，超音波を右膝の前上部に1.0〜1.5W/cm² で5分間実施．

   略語使用：
   _____
   _____
   _____
   _____
   _____

4. <u>OTあるいはPTノートに</u>：
   c/o SOB p̄ bilat. UE PNF exercises.

   解釈：
   _____
   _____
   _____
   _____
   _____

5. <u>カルテに</u>：
   Dx: MS; R/O OBS.

   解釈：
   _____
   _____
   _____

SOAP ノート・マニュアル

6. PT ノートに：

The patient is a below the knee amputee with a patellar tendon bearing prosthesis with a solid ankle cushion heel foot.

＜訳＞患者は，膝下の下腿切断で，膝蓋腱部荷重下腿義足をつけ，足部はサッチ足である．

略語使用：
_____
_____
_____

7. OT ノートに：

The patient's heart rate increased 20 beats per minute after only 2 minutes of self-care activities of daily living.

＜訳＞患者の心拍数は，たった 2 分間の身のまわりの日常生活活動を行った後で，20 拍／分の増加をした．

略語使用：
_____
_____
_____

8. PT ノートに：

The patient ambulated in the parallel bars full weight bearing left lower extremily for approximately 20 feet twice with minimal assistance of 1 person.

＜訳＞患者は，平行棒内歩行を左下肢全荷重で 6 m を 2 回，1 人の軽介助で実施する．

略語使用：
_____
_____
_____

9. OT あるいは PT ノートに：

Upper extremity strength is normal throughout bilaterally.

＜訳＞上肢の筋力は，両側共に正常である．

略語使用：
_____
_____

10. PT あるいは OT ノートに：

Short Term Goal: decrease dependence in transfers wheelchair to bed to moderate assistance with one week.

＜訳＞短期ゴール：車椅子からベッドへの移乗動作を 1 週間以内に中介助へと軽減．

略語使用：
_____
_____
_____

解答例は付録 A を参照．

略語の使用方法：ワークシート2

略語で書かれた文章は，完全な文章へ直しなさい．逆に，通常の文章は，略語を用いて書き直しなさい（解釈は日本語で可）．

1. Pt. c/o Ⓡ hip pain p̄ amb ～ 300 ft. × 1 c̄ a walker FWB Ⓡ LE.

   解釈：
   _____
   _____
   _____
   _____
   _____
   _____
   _____

2. あなたは，カルテに書かなければならない：The patient may be 50 percent partial weight bearing left lower extremity per verbal order of Dr. Smith.
   ＜訳＞患者は左下肢に50％の部分荷重で良い，という口頭指示がSmith医師からでている．

   略語使用：
   _____
   _____
   _____
   _____

3. カルテに書かれた処方：D/C US in area of Ⓡ SI joint.

   解釈
   _____
   _____
   _____

4. Dx: Fx Ⓛ clavicle & subluxation Ⓛ SC joint.

   解釈：
   _____
   _____
   _____
   _____
   _____

5. 医師のノートに：FBS upon adm was over 300.

   解釈：
   _____
   _____
   _____
   _____

6. Diagnosis: left cerebrovascular accident.
   ＜訳＞診断：左脳血管障害

   略語使用：
   _____

SOAP ノート・マニュアル

7. Muscle function test reveals good strength throughout the upper extremities bilaterally. ＜訳＞筋機能検査では，両側上肢共に 4（G）の筋力であった．

略語使用：
_____
_____
_____
_____
_____

8. X-ray reveals fracture of the left third metacarpal immediately proximal to the metacarpal phalangeal joint.
＜訳＞X 線所見では，左の中手指節関節のすぐ近位の第 3 中手骨の骨折である．

略語使用：
_____
_____
_____
_____
_____

9. あなたがカルテに書く処方：To occupational therapy for activities of daily living per verbal order of Dr. Jones
＜訳＞Jones 医師の口頭指示として，日常生活活動としての作業療法

略語使用：
_____
_____
_____

10. 医師のノートに：Imp: peripheral neuropathy; R/O CNS dysfunction

解釈：
_____
_____
_____
_____
_____
_____
_____

解答例は付録 A を参照．

第4章 医学用語

　どんな保健医療の専門職も，SOAPノートを読む，あるいは容認される様式で書く前提条件として，診療ノートに一般的に使用される医学用語に精通していなければなりません．ほとんどの用語は，ラテン語を基にした接頭辞か接尾辞か語根があります．もし一般的に使われる接頭辞と接尾辞と語根を知っているならば，用語の意味をつきとめることは比較的容易です．

　　　用語 ＝ <u>接頭辞</u> ＋ <u>語根</u>　　　　　　例：S*clero*derma （浮腫性硬化症）
　　　　　　　　あるいは
　　　用語 ＝ <u>語根</u> ＋ <u>接尾辞</u>　　　　　　例：*Osteo*porosis （骨粗鬆症）
　　　　　　　　或いは
　　　用語 ＝ <u>接頭辞</u> ＋ <u>語根</u> ＋ <u>接尾辞</u>　　例：S*yndacty*lism （合指症）

　医学用語と，その接頭辞と接尾辞と語根の学習は，このワークブックの範囲外です．あなたがある程度の医学用語の基本的な知識はすでに身に付けていることを想定しています．

　以下のワークシートは，医学用語の復習の役目を果たすべきものです．これらのワークシートで使われる用語は，しばしばセラピストと助手が直面する用語です．もしあなたがこれらのワークシートで使われる用語と定義に通じていないならば，あなたにはこのワークブックを先に進める前に医学用語の復習を勧めます．本書の付録Eの参考文献リストに医学用語の復習に役立つ書籍が掲載されています．

医学用語：ワークシート 1

パート I. 以下の定義にふさわしい専門用語を書きなさい．

1. 骨の腫瘍 _____
2. 異常に低い血糖 _____
3. 皮膚のすぐ下 _____
4. 恥骨結合の上 _____
5. 体の後ろ方向 _____
6. 頭の方向 _____
7. 皮膚の異常な赤色 _____
8. 肋骨の間 _____
9. 体の前方向 _____
10. 体の内部へと伝わる _____

パート II. 以下の専門用語にふさわしい定義を書きなさい．

1. 恥骨結合 Symphysis pubis _____

2. 心臓肥大症 Cardiomegaly _____

3. 半月軟骨切除術 Menisectomy _____

4. 軟骨腫 Chondroma _____

5. 関節固定術 Arthrodesis _____

6. 開頭術 Craniotomy _____

7. 神経学 Neurology _____

8. 感覚麻痺 Anesthesia _____

9. 静脈炎 Phlebitis _____

SOAPノート・マニュアル

10. 高血圧〔症〕Hypertension _____
_____

解答例は付録 A を参照.

医学用語：ワークシート2

パートI. 以下の定義にふさわしい専門用語を書きなさい．

1. 関節の炎症 ＿＿＿＿＿＿＿＿＿＿＿＿＿＿＿＿＿＿
2. 鏡を用いての関節内の検査 ＿＿＿＿＿＿＿＿＿＿＿＿
3. 筋肉の疾患 ＿＿＿＿＿＿＿＿＿＿＿＿＿＿＿＿＿＿
4. 困難なあるいは状態の悪い呼吸 ＿＿＿＿＿＿＿＿＿＿
5. 協調性の欠如（不足） ＿＿＿＿＿＿＿＿＿＿＿＿＿
6. 軟骨が柔らかい ＿＿＿＿＿＿＿＿＿＿＿＿＿＿＿＿
7. 脳の炎症 ＿＿＿＿＿＿＿＿＿＿＿＿＿＿＿＿＿＿
8. 髄膜の腫瘍 ＿＿＿＿＿＿＿＿＿＿＿＿＿＿＿＿＿＿
9. 身体一側半分の麻痺 ＿＿＿＿＿＿＿＿＿＿＿＿＿＿
10. 鎖骨のすぐ下 ＿＿＿＿＿＿＿＿＿＿＿＿＿＿＿＿＿

パートII. 以下の専門用語にふさわしい定義を書きなさい．

1. 無痛覚〔症〕Analgesia ＿＿＿＿＿＿＿＿＿＿＿＿＿＿＿＿＿＿＿＿＿＿＿＿＿＿＿＿＿＿＿

2. 両側の Bilateral ＿＿＿＿＿＿＿＿＿＿＿＿＿＿＿＿＿＿＿＿＿＿＿＿＿＿＿＿＿＿＿＿＿

3. 対側の Contralateral ＿＿＿＿＿＿＿＿＿＿＿＿＿＿＿＿＿＿＿＿＿＿＿＿＿＿＿＿＿＿

4. 失語症 Aphasia ＿＿＿＿＿＿＿＿＿＿＿＿＿＿＿＿＿＿＿＿＿＿＿＿＿＿＿＿＿＿＿＿＿

5. 腱炎 Tendinitis ＿＿＿＿＿＿＿＿＿＿＿＿＿＿＿＿＿＿＿＿＿＿＿＿＿＿＿＿＿＿＿＿

6. 運動緩徐 Bradykinesia ＿＿＿＿＿＿＿＿＿＿＿＿＿＿＿＿＿＿＿＿＿＿＿＿＿＿＿＿＿

7. 嚥下困難 Dysphagia ＿＿＿＿＿＿＿＿＿＿＿＿＿＿＿＿＿＿＿＿＿＿＿＿＿＿＿＿＿＿

8. 関節痛 Arthralgia ＿＿＿＿＿＿＿＿＿＿＿＿＿＿＿＿＿＿＿＿＿＿＿＿＿＿＿＿＿＿＿

9. 脳軟化症 Cerebromalacia ＿＿＿＿＿＿＿＿＿＿＿＿＿＿＿＿＿＿＿＿＿＿＿＿＿＿＿＿

SOAP ノート・マニュアル

10. 肋軟骨の Costochondral _____
_____

解答例は付録 A を参照．

第5章

問題点の書き方

　多くの病院・施設では，治療を要する主要な（複数の）問題点を，SOAPノートそのものよりも前に記載します．これは大抵 *Problem*（問題点）あるいは *Dx*（診断）として述べられます．ノートの問題点の部分は，患者の主訴，診断，機能の喪失として述べることができます．それは，医学的なもの，あるいは精神的なものかもしれないし，機能的なものかもしれません．

　施設によっては，カルテから得られた病歴や医学的情報を問題点の部分に含めます．他の施設では，それはノートのO（客観的情報）の部分の最初の情報になります．このワークブックでは，あなた自身が実施したテスト（あなたの問診あるいは検査・測定）の結果ではないので，ノートの問題点の部分にこれらの情報を記載します．以下のような情報が含まれます：

- 現在の状態あるいは治療に影響を及ぼす**以前の外科手術**（例：1992年に実施した右人工膝関節全置換術の既往歴）．
- 現在の状態あるいは治療に影響を及ぼす**以前の状態あるいは疾病**（例：1990年の右脳血管障害の既往歴）．
- 現在の状態あるいは治療に影響を及ぼしている**現在の状態あるいは疾病**（例：高血圧，うっ血性心不全）．
- 現在の状態あるいは治療に影響を及ぼす**テスト結果**（例：X線撮影によって明らかになった右脛骨粗面の骨折）．
- 現在の状態あるいは治療に影響を及ぼす**最近あるいは以前の外科手術**（例：[日付]に実施した左人工股関節全置換術）．

ノートの問題点部分に書かれる2つの例を以下に示します：

SOAPノート・マニュアル

■ 例 ■

1. Dx: Ⓛ hemiplegia resulting from craniotomy for removal of tumor on 9-12-94. ＜訳＞診断：1994年12月9日に実施した，腫瘍除去のための開頭術の結果生じた左片麻痺．
2. 58 yr. old ♂ c̄ Ⓛ BK amputation on 7-17-93 2°PVD. Hx of diabetes. ＜訳＞糖尿病の合併症としての末梢血管疾患によって，1993年7月17日に実施した左下腿切断を既往とする58歳男性．

　この章にはワークシートはありません．あなたがこれ以降のワークシートでノートを取る練習をするとき，問題点の情報が与えられるならば，ノートの残りを書き上げる前に問題点を書き述べることが期待されます．あなたはこのワークブックの学習を完了することを通して，問題点を述べる練習の機会を十分に得ることができるでしょう．

第6章
Subjective（S）：主観的情報の書き方

　ノートの Subjective（S）：主観的情報の部分は，セラピストが患者の現在の状態と関係のある情報で患者から得たことを書く項目です．主観的情報は，患者の客観的評価を計画したり，設定されたあるゴールを正当化したり説明するために必要です．たとえば，もしノートの主観的情報（S）の項目に患者が彼の家に入るために16段の階段を昇るという報告がなければ，保険会社や医療監査官は，なぜセラピストが16段の階段を用いて患者を評価しているのか，あるいは患者に16段の階段昇降方法を教えているのか（そしてなぜ同年齢の他の患者と比べ，自立するのに時間がかかるのか）を疑問に思うかもしれません．

主観的情報（S）に属する項目

　以下の項目は，主観的情報（S）に属します．
- 患者（あるいは患者の家族）が，もはや現状では行うことができない活動についてセラピストまたは助手に話したこと．これはしばしば**以前の機能レベル**として言及される．
- 患者（あるいは患者の家族）が，**病歴**についてセラピストまたは助手に話したこと．
- 患者（あるいは患者の家族）が，患者の**生活様式**や**家庭の状況**についてセラピストまたは助手に話したこと．
- 患者が，自分の**感情**あるいは**態度**についてセラピストまたは助手に話したこと（例：「私は～について本当に怒っています」）．
- 患者が，自分の**ゴール**について述べたこと（あるいは，患者の家族が，患者のゴールについて述べたこと．）．
- 患者が訴えた**主訴・愁訴**．
- 患者が，**治療に対する反応**について報告したこと（例：痛みの程度が減少）．

- 患者（あるいは患者の家族）が，患者の事例あるいは現在の状態と関係があることについてセラピストまたは助手に話したこと．

カルテから得られた患者に関連する病歴は，問題点（施設によっては Objective（O）：客観的情報）の項目に記載します．客観的情報の項目には属しません．なぜなら，患者（あるいは患者の家族）が直接セラピストに述べることではないからです．

"患者（Patient）"ということばの使用方法

　一般に，主観的情報（S）の項目はできる限り簡潔（しかし完全）なものであるべきです．最初の"患者は（Pt.）"という書き出しは，許容範囲内です．しかしそれに続く他の文でもそれを繰り返すべきではありません．この項目の情報は，特に断らない限り，当然患者から得られたものと想定されるからです[*1]．

> ■ 例 ■
>
> 誤り：Pt. c/o pain in Ⓡ low back area. Pt. states pain ↓'s c̄ rest. Pt. states is unable to work or perform most ADLs because pt. cannot sit > 5 min. 2°pain.
> ＜訳＞
> 患者は右腰痛を訴える．患者は，安静時には痛みが減少するという．患者は，痛みのために5分以上座位が不可能なので，ほとんどの日常生活活動や仕事ができないという．
> これは時間とスペースの浪費である！
> 正解：Pt. c/o pain in Ⓡ low back area. States pain ↓'s c̄ rest; is unable to work or perform most ADLs because cannot sit > 5 min. 2°pain.
> ＜訳＞
> 患者は右腰痛を訴える．痛みは安静時には減少する．しかし，痛みのために5分以上の座位が不可能なので，ほとんどの日常生活活動や仕事ができないという．

略語と医学用語

　適切な略語と医学用語の使用が求められます．誤字のないことは，セラピストにとって専門職として適切なノートを書くために必要です．最も簡潔かつ完全な言葉づかいがなされます．内容が正確に伝われば，（これは病院・施設によって異なりますが）詳細な文章は必要ではありません．

[*1] 訳者注：これは英語の事情を強く反映したことであり，日本語では主語の省略は日常的にも頻繁に行われる．

第 6 章　Subjective（S）：主観的情報の書き方

■ 例 ■

冗長
The pt. states pain began〜3 wks. ago Wed.
＜訳＞
患者はおおよそ 3 週間前の水曜日から痛みが出現し始めたと述べている．

簡潔
Pt. states onset of pain on（date）．
＜訳＞
痛みは〔日付：たとえば 1996 年 10 月 9 日〕に出現とのこと．

構成

　ノートを読む他の専門職のためにトピックでノートを系統立てることは重要です．たとえば，以前の機能レベル，主訴（病院・施設によっては，患者の機能に対する主訴の重要性を強調するために機能的主訴を用います），家庭・家屋状況，患者ゴール，生活様式，病歴，痛みの反応，などの下位項目あるいは見出しを使います．もしあなたが特定の情報を捜すのであれば，下記の 2 つの例のどちらの記載方法を望みますか？

■ 例 ■

1. Pt. c/o pain Ⓡ ankle when Ⓡ ankle is in a dependent position. Lives alone & must prepare all meals. Pt.'s goal is to play basketball again. Denies previous use of crutches. Denies any other pain or dizziness. Describes 3 steps s̄ a handrail at entrance to his home. States hx of a fall at home & feeling his ankle "pop." States played basketball 3×/wk.PTA.
   ＜訳＞
   患者は右足部に体重をかけた際に右足部の痛みを訴える．一人暮らしなので，すべての食事を準備しなければならない．患者のゴールはふたたびバスケットボールをすることである．以前に松葉杖は使用していない．他の痛みやめまいなどは訴えない．自宅の入り口には手すりのない 3 段の階段がある．家で転倒した際に，右足部がポンと弾ける感じがした．入院前は 1 週間に 3 回バスケットボールをしていた．

> 2. <u>C/o</u>: pain Ⓡ ankle when Ⓡ ankle is in a dependent position. Denies any other pain or dizziness. <u>Hx</u>: States fell at home & felt his Ⓡ ankle "pop." Denies use of crutches PTA. <u>Home situation</u>: Describes 3 steps s̄ handrail at the entrance to his home. States lives alone & must prepare all meals. <u>Prior level of function/Pt. goals</u>: States played basketball 3x/wk. PTA; pt.'s goal is to play basketball again.
>
> ＜訳＞
> 主訴：右足部に体重をかけた際の右足部の痛み．他に痛みやめまいなどは訴えず．病歴：家で転倒した際，右足部がポンと弾ける感じ．入院前に松葉杖の使用なし．家屋状況：自宅の入り口に手すりの無い3段の階段あり．一人暮らしで，すべての食事を準備しなければならない．以前の機能レベル/患者のゴール：入院前は1週間に3回バスケットボールをしていた．患者のゴールはふたたびバスケットボールをすること．

最初の例では，患者の状態を明白にイメージすることが困難です．2番目の例は大変読みやすい例です．

どのノートにも，患者の主訴，以前の機能レベル，ゴール，そして入院前の機能レベルなどの情報を入れます．多くは家屋状況をも含みます．なぜなら，この項目は，家屋内の物的配置と，患者を機能的に支持あるいは介助できる，あるいは家庭内訓練に協力できる人物についての情報を与えてくれるからです．

むやみに情報や下位項目をノートの主観的情報（S）の項目に含めてはいけません．ノートのどんな部分に含まれる情報でも，その目的は患者の現在状態と問題について正確に言及し，改善度の再評価やプログラムの変更をし，訓練終了の決定を補助することにあります．患者の現在状態や機能レベルあるいは家庭内での機能の必要性に関係がない情報を入れるべきではありません．無関係な情報は時間を浪費してノートを不必要に長くし，患者管理や治療内容の評価，退院時の計画，再評価，あるいは保険の支払いの目的のためにカルテを読む人々を混乱させるからです．保険請求問題に関する情報は付録Dを参照してください．

動詞

しばしば主観的情報（S）の項目の文章は，その文章が主観的情報であり，カルテから収集した情報ではないことを示す動詞を含みます．しばしば使われる動詞は，**言う・述べる**（*states*），**説明する・記述する**（*describes*），**否定する**（*denies*），**示す・示唆する・簡単に述べる**（*indicates*），**訴える**（*c/o*）などです．

患者の言葉通りの引用

　時には，患者の言葉をそのまま引用することが，主観的な情報を伝える最も適切な方法になります．患者あるいは家族からの言葉を直接引用するのは，以下のような理由によります．
- 混乱あるいは記憶の欠落を説明するため（例：患者はしばしばこう言う，"お母さんは何でもうまくやってくれると思うの．お母さんを呼んでほしいわ．" 患者は80歳である）．
- 拒否を説明するため（例：患者は言う，"家庭訓練なんて必要ないわ．家に戻れば元気になるわ．" 患者は歩行が自立せず，一人暮らしである）．
- 治療に対する患者の態度を説明するため（例：患者は言う，"どんな治療も私の痛みを取り去ってくれるとは思わないわ"）．
- 患者の汚い言葉の使用を説明するため（例：患者はセラピストに言った．"あんたの○○○○○手を俺からどけてくれ"）．

家族から聴取した情報の使用

　患者の家族との面接から得られた情報は，次のように文章中に含めることができます：

■ 例 ■

Dx: Ⓛ CVA c̄ Ⓡ hemiparesis & aphasia.
S: (All of the following information was taken from pt.'s daughter. Pt.is unable to verbalize 2°ahasia.) Hx: Pt. amb indep PTA. Home situation: Pt. lives c̄ daughter & daughter's husband in a 1-story home c̄ 3 steps c̄ handrail Ⓛ ascending to enter the home. Home has carpeted & linoleum surfaces s̄ throw rugs. Pt.'s bedroom is ～ 7 ft. from the bathroom & ～ 15 ft. from the kitchen or living room. Daughter works full time. Family goals: Pt. must be able to stay alone during the day while daughter works.

〈訳〉

Dx：右片麻痺と失語症を伴う左脳血管障害
S：（以下に述べるすべての情報は，患者の娘から得たものである．患者は，失語症による言語表出困難．）経歴：患者は入院前は独歩可能．家庭・家屋状況：患者は娘と娘の夫と暮らしている．家は1階建てで，家に入るには3段の階段があり，昇るときには左側に手すりがある．家はリノリウムの床にカーペット敷き．小型のマットはなし．患者の寝室はバスルームから約2mで，台所または居間からは約5mである．娘は一日中働いている．家族のゴール：患者は，娘が働いている日中に一人で家に居られるようにならねばならない．

SOAPノート・マニュアル

患者と家族から得られた情報を，同じ患者を持つ理学療法士と作業療法士のノートの中でそれぞれがどのように結合していくかを示した例：

■ 例 ■

理学療法士のノート

Dx: Peripheral neuropathy bilat. LEs; COPD. Hx: Htn, ASHD.
S: C/o: Pt. c/o SOB ā assessment; immediately p̄ assessment, indicated that SOB had ↑; 5 min. p̄ exercise, stated SOB had ↓. Hx: Pt.'s husband stated pt. hx of COPD for 10 yrs. Prior level of function: Pt. has not amb for the past 2 mo.& has required assist. for transfers 2°SOB & weakness. Husband stated Pt. transferred & amb s̄ assist. device indep prior to past 2 mo. Home situation: Husband described a 1-story home; a ramp is present to access the entrance to the home. All floor surfaces are linoleum. Furthest distance pt. must amb is ～50 ft. Husband is home full time to care for Pt. Pt. goals: Both stated long term goal of Pt. amb indep, c̄ or s̄ assist. device, & short term goal of indep transfers.

＜訳＞
Dx：両下肢の末梢神経障害；慢性閉塞性肺疾患．既往歴：高血圧，動脈硬化性心疾患
S：主訴：患者の評価前の主訴は息切れである；評価後すぐに息切れを訴える；訓練終了後5分経過すると息切れは減少する．既往歴：患者の夫によれば，患者には10年前から慢性閉塞性肺疾患があったという．以前の機能レベル：患者は過去2ヵ月間歩行はしておらず，息切れと筋力低下のため移乗動作には介助を要した．夫によれば，過去2ヵ月以前は介助や補助具を要せず，自力で歩行や移乗動作とが可能だったという．家屋状況：夫からの情報によれば，家は1階建てで家に入るには傾斜がある．床はすべてリノリウムである．最大で約15ｍの歩行距離を要する．夫は患者の世話のために一日中家にいる．患者ゴール：患者と夫は，長期ゴールは介助や補助具を用いてあるいは用いないで自立歩行可能，短期ゴールは移乗動作自立することであると述べた．

第6章　Subjective (S)：主観的情報の書き方

■ 例 ■

作業療法士のノート

Dx: Peripheral neuropathy bilat. LEs; COPD. Hx: Htn, ASHD.
S: C/o: Pt. stated she cannot tolerate both PT & OT bid 2°fatigue. Husband states Pt. has needed assist. for dressing LEs, transfers w/c ↔toilet & has required set-up for a sponge bath with assist. in bathing LEs. Hx: Pt. states 10 yr. hx of COPD. LE weakness began ～ 2 mo. ago. Prior level of function: Husband states Pt. was able to handle all self-care activities until 2 mo. ago. Pt. goals: Both stated functional goal of indep transfers w/c ↔ toilet, indep in bathing & dressing, & Pt. would like to be able to bathe in the tub or shower. Home situation: Husband is home full time to care for Pt. but states he is having back pain after transferring the Pt.

＜訳＞
Dx：両下肢の末梢神経障害；慢性閉塞性肺疾患．既往歴：高血圧，動脈硬化性心疾患
S：主訴：患者は疲労のために1日に2回の理学療法と作業療法を両方耐えることができないという．夫によれば，患者の下半身の着替えと車椅子とトイレの移乗動作には介助を要し，そして両下肢洗体を介助するために洗体用スポンジの準備を要するという．既往歴：患者によれば，慢性閉塞性肺疾患が10年前からあり，下肢の筋力低下は2ヵ月前から出現したという．以前の機能レベル：夫によれば，患者は過去2ヵ月以前まで身のまわりの活動は自力で可能だったという．患者のゴール：患者と夫によれば，車椅子とトイレの移乗動作自立と入浴，更衣動作自立が機能的ゴールであり，入浴あるいはシャワーを使うことを希望している．家屋状況：夫は患者の世話のため一日中家にいる．しかし彼は，患者の移乗動作の介助のために腰痛を生じているという．

機能的帰結報告での主観的情報の書き方

　機能的帰結報告は，患者の機能に焦点を置いて書く記録書式です．この記録書式には，他の書式だけでなくSOAP書式を使うことができます．SOAP書式と機能的帰結報告を組み合わせて用いるとき，ノートの客観的情報（S）の項目は患者の機能，特に患者が自分の身体的機能障害の為に家で行なうことができないことに焦点を置きます．しばしば用いられる見出しは以前の機能レベル，現在の機能レベル，家屋状況，そして患者ゴールです．機能的帰結として使われる主観的情報は，後に患者が機能の点で改善したかどうかへの指針として使用することが可能です．

中間（経過）ノートの書き方

　ノートの客観的情報（S）の項目は，中間ノートに書く場合と書かない場合があります．もし，以前の情報の更新あるいは伝えるべき関連した新しい情報があるならば，客観的情報（S）の項目を使います．患者の一時的な落胆などの情報は，ノートを読む人々を混乱させることになるので必要ありません．当然，無関係な情報の提供は不適切です．

　前もって設定したゴールの中で言及した主観的な情報は，中間ノートでも言及すべきです．たとえば，もし患者が最初に自分の痛みが機能的な活動の遂行を妨げていると述べ，自分の痛みの程度を痛みのスケールを使って評価し，さらにセラピストと患者が1週間で痛みの程度を3レベルに減少することをゴールとして設定したならば，患者の機能的レベルと痛みのレベルを週の終わりに中間ノートに記録します．痛みの程度のような情報は主観的ですが，機能的な改善に関する情報と組み合わせることによって経過を観察する方法になります．

　患者の主観的な**治療に対する反応**（たとえば，訓練後に起こる痛みや運動痛や治療後の痛みあるいは訓練後の疲労の減少など）は，中間ノートで報告できます．この情報は改善を証明し，客観的検査・測定の結果を補うことができます．たとえば，患者が訓練中に，あるいは前屈や後屈などの動きで常に痛みを感じていたのがあまり痛みを感じなくなり，日常生活活動においてより機能的になり動きに痛みを伴わないように改善した，というように治療の反応を記録できます．

　中間ノートで言及されうる他の主観的情報としては，**その週の患者の協力度や健康状態**に関する情報があります．患者への面接後，セラピストは，患者が家で処方された運動をどのようにどの程度行っているかを記録することができます（例：患者は午前と深夜の時間に訓練を行っているが，回数の半分位は昼間に行っていると述べた）．また1～2週間治療を実施しても改善や進歩をみせなかった理由として，風邪やインフルエンザなどの医学的問題が絡んでいたと報告することができます．

　患者の**家庭内機能的レベル**もまた，ノートの主観的情報（S）の項目で述べることができる事項です．セラピストが在宅保健機関によって雇われているのでなければ，セラピストは家庭における機能に関する情報については，患者からの情報に頼らなければなりません．患者は関節可動域や筋力の機能障害の治療において（客観的な改善度の測定では）わずかな進歩を示しているだけかもしれませんが，家庭内での機能的活動では大きな進歩をしているかもしれません．したがって，家庭内の機能的活動に関する主観的情報は中間ノートに含めます．

退院時ノートの書き方

　退院時ノートの主観的情報（S）の項目の書き方は病院・施設によって大きく異なります．いくつかの病院・施設では，退院時ノートは中間ノートに似かよっていて，いちばん最近書かれた中間ノー

第6章 Subjective（S）：主観的情報の書き方

トからの患者の状態の変化について最新情報を述べるだけです．他の病院・施設では，患者がゴールを達成できたと考えているかどうか，患者が家庭内で機能的に活動するための準備ができていると感じているかどうかはもちろんのこと，患者の主訴や家屋状況をより完全に要約します．このワークブックの目的としては，退院時ノートは治療終了時の患者の状態の完全な要約と見なされます．そして患者に関するすべての関連する主観的情報が言及されます．

要約

ノートの主観的情報（S）の項目には，セラピストが患者のゴールを設定し，治療を計画しそしていつ治療を終了するかを決定するために役立つ関連情報を含めます．無関係な情報を入れてはいけません．しかし治療のためには，現在および問題の生じる以前の患者の状態と家庭内機能レベルにも言及する必要があります．

次ページからのワークシートで，ノートのSubjective（S）の項目を書くために必要な技術を練習します．ワークシートには，問題点を記述するための練習問題も含まれています．第5章の問題点の書き方とこの章の内容を復習してからワークシートに取り組み，そして付録Aの解答とあなたの答案の答え合わせをすれば，あなたはノートの問題点と主観的情報（S）の項目を容易に書くことが可能になるでしょう．

Subjective（S）：主観的情報の書き方：ワークシート1（問題点の書き方も含む）

パートI. 主観的情報（S）の項目に書くべき情報を選んで，下線部分に"S"と書きなさい．また，問題点に属する情報を選んで，下線部に"問題点"と書きなさい．

1. _____ 患者は左手関節痛を訴える．
2. _____ 患者は3週間以内に正常歩行の95%が可能になるであろう．
3. _____ 臥位での屈曲は，ひどい右下肢痛を誘発する．
4. _____ 右僧帽筋上部線維に超音波を $1.5–2.0 \text{ W/cm}^2$ で5分間実施する．
5. _____ 筋力：四肢は正常．
6. _____ 1990年から慢性閉塞性肺疾患の既往があるという．
7. _____ 患者は，リハビリテーションに対する良好な可能性を有する．
8. _____ 外来で週に3回，作業療法士によって治療される予定である．
9. _____ 痛みは1994年の7月に始まったという．
10. _____ 既往歴：1993年に結腸瘻造設術を施行した結腸癌．
11. _____ 自動可動域：両下肢ともに正常範囲内．
12. _____ 患者は，さらに理学療法と作業療法を実施するために在宅保健サービスに委託されている．
13. _____ 2ヵ月以内に右肩の自動可動域を正常範囲内に改善する．
14. _____ 咳に伴う痛みはないという．
15. _____ 人工膝関節全置換術後に作業療法を開始する予定である．
16. _____ 病歴：高血圧，動脈硬化性心疾患，冠状動脈疾患．
17. _____ 患者は言葉によるコミュニケーション不可で，指示に上手く従えなかった．したがって，客観的評価は限界があった．
18. _____ 1週間以内に義足の着脱を自立．
19. _____ 歩行：右下肢に10%の部分荷重で約50mを2回，松葉杖を使用して独歩可．
20. _____ 約10分間の座位で，左の腰痛を訴える．
21. _____ 患者が作業療法と言語療法を受けることが可能かどうか調べる．
22. _____ 患者は，ゴールはできるだけ早く仕事に復帰することであるという．

SOAPノート・マニュアル

パートII．以下は，患者の診断と主訴に関する情報です．この情報はカルテから得られたか，あるいは医師のオフィスから得られたものです．各々のケースで挙げられた情報をノートの問題点部分に書きなさい．

1. 患者は，外来患者で，医師から診断された診断名は"右肩関節包炎"である．

   正しい文章：＿＿＿＿＿＿＿＿＿＿＿＿＿＿＿＿＿＿＿＿＿＿＿＿＿＿＿＿

2. 患者は，約1年前に右脳血管障害を起こし，左片麻痺の後遺症がある．今彼は外来患者としてあなたのところに来る．医師の診断は，"左肩関節亜脱臼"である．

   正しい文章：＿＿＿＿＿＿＿＿＿＿＿＿＿＿＿＿＿＿＿＿＿＿＿＿＿＿＿＿

3. 患者は，呼吸不全の診断で入院中である．彼女には慢性閉塞性肺疾患とうっ血性心不全の既往がある．

   正しい文章：＿＿＿＿＿＿＿＿＿＿＿＿＿＿＿＿＿＿＿＿＿＿＿＿＿＿＿＿

パートIII．以下にノートの主観的情報（S）の項目としてこの章で説明した見出しがあります．それぞれの後に5つの空白があります（課題に必要な数よりも多くの空白があります）．これらの見出しの下にノートに含められるための9つの文章があります．それぞれの番号を適切な見出しの後の空白に記入しなさい．番号は文章を論理的にノートに記述する順番に従って並べなさい（たとえば1–5–3の順番で並べる方が，3–1–5と並べたときよりも良い順番かもしれません）．別の紙を使って本当のノートを書くようにしてみると，課題の完成に役立つでしょう．

A. 主訴：＿＿＿，＿＿＿，＿＿＿，＿＿＿，＿＿＿
B. 患者ゴール：＿＿＿，＿＿＿，＿＿＿，＿＿＿，＿＿＿
C. 家庭・家屋状況：＿＿＿，＿＿＿，＿＿＿，＿＿＿，＿＿＿
D. 以前の機能レベル：＿＿＿，＿＿＿，＿＿＿，＿＿＿，＿＿＿
E. 病歴：＿＿＿，＿＿＿，＿＿＿，＿＿＿，＿＿＿

1. 患者は，右の"肩全体"に痛みを訴えている．
2. 家で転倒し，右肩を段にぶつけたという．
3. 一人暮らしで，治療には自分で車を運転して来るという．
4. 痛みは常に6程度であるという（0＝無痛，10＝最もひどい痛み）．
5. 重い料理用ポットを持ち上げたり，彼女の洋服の後ろのジッパーを閉じたりするのが困難と訴える．
6. 仕事中は痛みがひどく，安静時には減少するという．
7. 彼女は，治療終了時には，介助なしに洋服のジッパーを閉めたり，料理ができるようになりたいという．

第 6 章　Subjective（S）：主観的情報の書き方

8. 以前は肩の痛みや硬さや炎症はなかったという．
9. 家で転倒する前は，すべての洋服を着ることができ，あらゆる料理や日常生活活動も完全に自立していたという．

パートⅣ． より明確で簡潔で専門的な方法で，次の主観的情報（S）の文章を書き直しなさい．また適切な見出しを付けなさい．

1. 彼女は居間で転んだという（問：患者からどのような情報を聴取するとこの内容がより完全で有益なものになりますか？）．
   a. 見出し：＿＿＿＿＿＿＿＿＿＿＿＿＿＿＿＿＿＿＿＿＿＿＿＿＿＿＿＿＿＿＿＿＿＿
   b. 正しい文章：＿＿＿＿＿＿＿＿＿＿＿＿＿＿＿＿＿＿＿＿＿＿＿＿＿＿＿＿＿＿＿
   c. 解答：＿＿＿＿＿＿＿＿＿＿＿＿＿＿＿＿＿＿＿＿＿＿＿＿＿＿＿＿＿＿＿＿＿＿
   ＿＿＿＿＿＿＿＿＿＿＿＿＿＿＿＿＿＿＿＿＿＿＿＿＿＿＿＿＿＿＿＿＿＿＿＿＿＿＿

2. 痛みは，1週間前の水曜日の午後5時頃始まったという．
   a. 見出し：＿＿＿＿＿＿＿＿＿＿＿＿＿＿＿＿＿＿＿＿＿＿＿＿＿＿＿＿＿＿＿＿＿＿
   b. 正しい文章：＿＿＿＿＿＿＿＿＿＿＿＿＿＿＿＿＿＿＿＿＿＿＿＿＿＿＿＿＿＿＿

3. 彼女は，今日は右足はそれほど痛まないと述べた（問：患者からどのような情報を聴取するとこの内容がより完全で有益なものになりますか？）
   a. 見出し：＿＿＿＿＿＿＿＿＿＿＿＿＿＿＿＿＿＿＿＿＿＿＿＿＿＿＿＿＿＿＿＿＿＿
   b. 正しい文章：＿＿＿＿＿＿＿＿＿＿＿＿＿＿＿＿＿＿＿＿＿＿＿＿＿＿＿＿＿＿＿
   c. 解答：＿＿＿＿＿＿＿＿＿＿＿＿＿＿＿＿＿＿＿＿＿＿＿＿＿＿＿＿＿＿＿＿＿＿
   ＿＿＿＿＿＿＿＿＿＿＿＿＿＿＿＿＿＿＿＿＿＿＿＿＿＿＿＿＿＿＿＿＿＿＿＿＿＿＿

4. 彼女は一人暮らしで，自宅の玄関には2段の階段があり，階段には昇るときの右側に手すりがあるという．
   a. 見出し：＿＿＿＿＿＿＿＿＿＿＿＿＿＿＿＿＿＿＿＿＿＿＿＿＿＿＿＿＿＿＿＿＿＿
   b. 正しい文章：＿＿＿＿＿＿＿＿＿＿＿＿＿＿＿＿＿＿＿＿＿＿＿＿＿＿＿＿＿＿＿
   ＿＿＿＿＿＿＿＿＿＿＿＿＿＿＿＿＿＿＿＿＿＿＿＿＿＿＿＿＿＿＿＿＿＿＿＿＿＿＿
   ＿＿＿＿＿＿＿＿＿＿＿＿＿＿＿＿＿＿＿＿＿＿＿＿＿＿＿＿＿＿＿＿＿＿＿＿＿＿＿

5. 彼女は，今日は右手から右前腕に至る痛みがあり，痛みのためにタイピングは一度に5分間だけしかできないという．
   a. 見出し：＿＿＿＿＿＿＿＿＿＿＿＿＿＿＿＿＿＿＿＿＿＿＿＿＿＿＿＿＿＿＿＿＿＿
   b. 正しい文章：＿＿＿＿＿＿＿＿＿＿＿＿＿＿＿＿＿＿＿＿＿＿＿＿＿＿＿＿＿＿＿
   ＿＿＿＿＿＿＿＿＿＿＿＿＿＿＿＿＿＿＿＿＿＿＿＿＿＿＿＿＿＿＿＿＿＿＿＿＿＿＿

SOAPノート・マニュアル

パート V. 以下はあなたがカルテを読み，2人の患者と話したことをおおまかにメモしたあなたのノートです．最初の情報は初期評価からのものです．次の情報はフォローアップまたは中間評価からのものです（ノートを書くとき，あなたは第3章に示した XYZ 病院で承認されている略語一覧を調べて書いていなかったものとします）．

カルテから

58歳男性，右膝靱帯微細損傷

患者から

右膝痛み——常にある，"焼けるような"——0–10 スケールで 7．
安静時痛み減少．
歩行時痛み増強．
右膝屈曲時痛みなし．
以前松葉杖使用なし．
妻と暮らしている——住居はアパートの2階——エレベーターなし——階段は9段で，登る際に左側に手すりがある．
就業時転倒——右膝を最初にぶつけた．
独力でアパートの出入りを可能にしたい（短期）．
可能な限り早く仕事に復帰することを含んで，以前の忙しい生活に戻りたい（長期）．
職業——大工

1. ノートの Problem と Subjective（S）の項目に上記情報を書きなさい．あなたは，XYZ 病院の医療記録の一部として適正なものとなるように，承認されている略語を用いて書かなければなりません．（日本語版では，略語の使用は任意とする．）

_____
_____
_____
_____
_____
_____

第 6 章　Subjective（S）：主観的情報の書き方

_____
_____
_____
_____
_____
_____

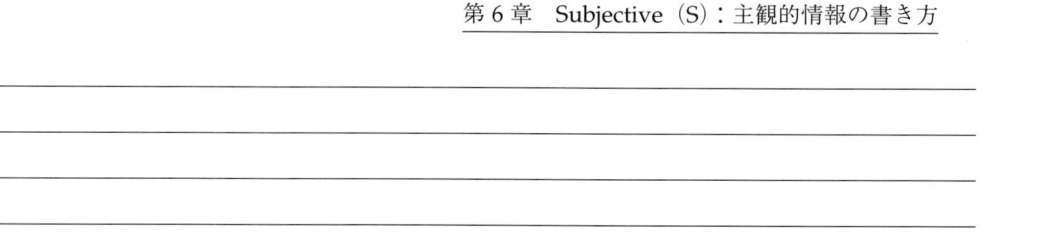

カルテから

　これは外来患者の中間ノートです．あなたは患者の主治医から新しい情報を受け取りませんでした．あなたへの情報は以下のとおりです：患者の診断は，左手関節靱帯微細損傷である．患者は33歳の男性である．

患者から

　左手と手首は腫れ，手と手首を動かそうとするとかたく感じる．
　腫れは仕事の後でひどくなる．
　タイプの仕事——最長1日8時間，彼は医師から腫脹が引くまでタイピングを1日4時間に制限するように言われている．
　タイピング時の痛み——0–10スケールで5．
　安静時に痛み減少．
　物を握ったり左上肢で重い物を持ち上げると痛みが増す．
　以前スプリント使用なし．
　妻と生活——以前に受傷経験はなし．
　良くなるまで家庭で調理や重い物を持ち上げる必要なし．
　就業時転倒——手首を伸展したまま左手をついた．
　痛みなしでフォークを持ちたい（短期）——右手で食事をとることは困難——左手が利き手．
　以前の忙しい生活に戻りたい——タイピングの仕事も含んで（長期）．
　職業——口述筆記者

2. ノートのSubjective（S）の項目に上記情報を書きなさい．あなたは，XYZ病院の医療記録の一部として適正なものとなるように，承認されている略語を用いて書かなければなりません．（日本語版では略語の使用は任意とする）

SOAP ノート・マニュアル

解答例は付録 A を参照.

Subjective（S）：主観的情報の書き方：ワークシート2（問題点の書き方も含む）

パートI. 以下にノートの主観的情報（S）の項目としてこの章で説明した見出しがあります．それぞれの後に5つの空白があります（課題に必要な数よりも多くの空白があります）．これらの見出しの下にノートに含められるための9つの文章があります．それぞれの番号を適切な見出しの後の空白に記入しなさい．番号は，文章を論理的にノートに記述する順番に従って並べなさい（たとえば1–5–3の順番で並べる方が，3–1–5と並べたときよりも良い順番かもしれません）．別の紙を使って本当のノートを書くようにしてみると，課題の完成に役立つでしょう．

A. 現在の主訴：___, ___, ___, ___, ___
B. 病歴：___, ___, ___, ___, ___
C. 家庭・家屋状況：___, ___, ___, ___, ___
D. ゴール：___, ___, ___, ___, ___
E. 以前の機能レベル：___, ___, ___, ___, ___

1. 家で転倒し股関節を骨折したという．
2. 夫と共に家に帰るために，約4.6mを独力で歩行器を使って歩行できることが必要であるという．
3. 自分の持ち家で夫と暮らしており，夫は一日中自宅にいるという．
4. 家の入り口には3段の階段があり，登る際に左側に手すりがあるという．
5. "重篤な心臓病"があるが，現時点での痛みや困難はないという．
6. 1988年に右股関節を骨折したときに，歩行器の使用経験があるという．
7. 難聴があるという．
8. 患者は左下肢免荷で立ち上がる際に左股関節痛を訴える．
9. 退院後は夫と共に家に帰りたいという．

パートII. より明確，簡潔，専門的な方法で，次の主観的情報（S）の文章を書き直しなさい．また適切な見出しを付けなさい．

1. 右下肢の下の方に痛みがあるが，膝関節は含まない（問：患者の痛みに関するどのような情報が，この文章をより完全で有益なものにしますか？）
   a. 見出し：_____
   b. 正しい文章：_____
   _____
   c. 解答：_____

SOAP ノート・マニュアル

_____
_____

2. 彼は今回の脳血管障害以前から入浴を妻に頼っていた．そして，彼は今も入浴を妻に頼り続けたいと考えている．
   a. 見出し：_____
   b. 正しい文章：_____
   _____

3. 彼女自身で洋服を着ることはできないと訴える．
   a. 見出し：_____
   b. 正しい文章：_____

4. 彼女は今回の入院前に歩行器は使用していなかったという．
   a. 見出し：_____
   b. 正しい文章：_____
   _____

パートIII. 主観的情報（S）の項目に書くべき情報を選んで，下線部分に"S"と書きなさい．また，問題点に属する情報を選んで，下線部分に"問題点"と書きなさい．

1. _____ 更衣動作を助けるために作業療法の処方を求める予定．
2. _____ 深部反射は右膝蓋腱反射 +++ を除いて，下肢は ++ である．
3. _____ 歩行訓練は平行棒内で開始し，歩行器へと進めていく．
4. _____ 交通事故で，患者の車は助手席側の側面からぶつかったという．
5. _____ ゴール：2週間以内に約50mを2回，全荷重にて歩行器歩行自立．
6. _____ 評価は，患者が指示に一貫して従えないので，完全ではない．
7. _____ 彼女は洋服の背中のジッパーを上げることができないと訴える．
8. _____ 移乗動作：背臥位から座位へ1名の軽介助で行う．
9. _____ 固有受容性：右上肢全体で低下．
10. _____ 病歴：一過性脳虚血発作（1989年），動脈硬化性心疾患，うっ血性心不全．
11. _____ 膝を自動あるいは他動的に動かしたときに，左下肢全体に痛みを訴える．
12. _____ 2週間以内に左膝自動関節可動域を0°から90°にする．
13. _____ ベッドサイドで1日2回．
14. _____ 患者は，セラピストとの話し合いで腰痛治療とADLに関する正しい知識を示し，腰痛治療とADLに関する障害物コースで90%の正しい遂行を示すであろう．
15. _____ 1時間に2回ほど左手関節の傷のかゆみを訴える．
16. _____ 粗大運動機能の評価のために理学療法の処方を求める予定．

第6章　Subjective（S）：主観的情報の書き方

17. ＿＿＿＿＿＿　感覚：L5領域に，軽い触覚と針による痛覚が消失．
18. ＿＿＿＿＿＿　患者は家庭訓練と歩行プログラムについて，口頭および書面での教示も与えられる予定．
19. ＿＿＿＿＿＿　彼は歩行器を必要としなくなれば，娘の家に戻りたいという．

パートIV．以下は，あなたがカルテを読み患者と話したことをおおまかにメモしたノートです（あなたはノートを書くとき，第3章に挙げたXYZ病院で承認されている略語一覧を調べて書いていなかったものとします）．

カルテから

診断は左股関節打撲．

患者から

左下肢に全荷重すると左股関節に痛みがある——0–10スケールで8．
1990年に左人工股関節全置換術を施行——それ以来，歩行器を使用．
座位あるいは背臥位で股関節に痛みなし．
アパートにはエレベーターがある——一人暮らし——縁石のみ．
午前に左股関節を下にして台所で転倒——介助なしで起き上がり可能——終日痛みあり——午後遅くに救急診療を受診．
彼は，受傷前は補助具の使用はなく自立歩行であった．
すべてのADLは受傷前には自立していた．
結局，すべてのADLを歩行器なしで独力で遂行できるようになりたい．
現在，家族が借りた車椅子で時間を過ごしている．

1. ノートのProblemとSubjective（S）の項目に上記情報を書きなさい．XYZ病院の医療記録の一部として適正なものとなるように，承認されている略語を用いて書かなければなりません．（日本語版では，略語の使用は任意とする．）

＿＿＿
＿＿＿
＿＿＿
＿＿＿

SOAPノート・マニュアル

_____
_____
_____
_____
_____
_____

解答例は付録Aを参照.

第7章 Objective（O）：客観的情報の書き方

　ノートの客観的情報（O）の項目には，患者に実施した測定結果やセラピストによる客観的な観察所見が記載されます．客観的データは患者の治療計画に用いられる測定可能あるいは観察可能な情報です．客観的データを得るための検査は繰り返しが可能です．ノートに記載される客観的情報は，過去に実施・記録された測定結果との比較が可能です．さらに，将来，患者の進歩を観察し，再評価するときに比較の対象となるデータを提供します．

客観的情報に分類される項目

以下の項目は客観的情報です．
- **診療記録**から得られる**現在の問題**と関連した患者の**病歴**に関する事項．注意：診療記録から得られる情報を客観的情報（O）の項目に含めるのは一部の病院・施設だけである．

　　■ 例 ■

　　O: Hx: ASHD, CHF, COPD. S/P fx Ⓛ hip c̄ prosthesis insertion 1 yr.
　　＜訳＞
　　O：病歴：動脈硬化性心疾患，うっ血性心不全，慢性閉塞性肺疾患．1年前に左大腿骨骨折にて人工骨頭置換術施行．

- セラピストの**客観的測定**または**観察**による事項（測定可能あるいは反復可能なデータでなければならない．データベース，フローシートまたはチャートを使ってデータを要約してもよい）．

> ■ 例 ■
>
> **O**: <u>AROM</u>: WNL throughout UEs & LEs except 120° Ⓛ shoulder flexion noted.
>
> <訳>
> **O**：<u>自動関節可動域</u>：左肩関節屈曲 120°，それ以外の上肢・下肢は正常範囲内．

- 患者に実施された**治療**に関する事項（特に，治療内容の修正，反復回数，疼痛を軽減させるか，引き起こすかなど）．この記載は，いつ，どのような治療が実施されたのかという情報を治療に携わる者に提供する．さらに，医療費払い戻しや，患者に実施された事項に関する法的文書としての診療記録を必要とする人のためにも記載される．

> ■ 例 ■
>
> **O**: Treatment given this date: Mobilization to Ⓡ shoulder (inferior glides, long axis distraction), AROM & PROM exercises, 10 reps × 3 each isometric exercises for shoulder medial & lateral rotators, & ice massage.
>
> <訳>
> **O**：その日に実施された治療：右肩のモビライゼーション（下方滑り，長軸方向への離開），自動および他動関節可動域訓練，肩内旋－外旋の等尺性運動を各 10×3 回，およびアイスマッサージ．

- **患者教育**活動（特に，患者への特殊な訓練の指導）．注意：患者のケア施設が公の基準を満たしているかどうかを認定する機関の多くでは，患者やその家族に指導した内容を証明する文書に大きな関心を寄せている．

> ■ 例 ■
>
> **O**: <u>Patient Education</u>: Received instruction in home exercise program & was indep in same program (attached).
>
> <訳>
> **O**：<u>患者教育</u>：家庭訓練プログラムが指導され，そのプログラムは自立した．

　前述した医療記録から得られる情報を含めるかどうかという点と同様に，どの程度の関連情報をノートに含めるかは病院・施設によって大きく異なります．あるセラピストは，情報が陳述するのに十分適切であれば，患者の問題点について述べるときに診断と一緒に記載するべきであると考えています．他の病院・施設では，セラピストが患者から直接得た情報ではなく（したがって主観的情報ではない），診断の項が非常に小さいため，患者の診療記録から得られる情報は文書の客観的情報（O）の項に入れるべきであると考えています．また，セラピストが直接実施した検査結果ではないので，診療記録からの情報は客観的情報（O）の項目に入れない病院・施設もあります．学生が臨床

第 7 章　Objective（O）：客観的情報の書き方

病院・施設で実習を受けるときの最善の方法は，文書の書式がどのようなものであるのか質問することです．このワークブックでは，あなたが最初に患者の問題点を述べる際，診断ないし主訴の後に診療記録からの情報を簡潔に含めることが要求されます．

略語と医学用語

　誤字のないことはもちろん，略語と医学用語の適切な使用が要求されます．
　以下のページでは，客観的情報データの記録方法について説明しています．それらを参照してください．記録には明瞭さと簡潔さが重要です．

構成

　情報は読みやすく，また見つけやすいよう構成すべきです．

　　■ 例 ■

　　良くない書き方
　　O: Strength is N throughout UEs. ROM is WNL throughout UEs. Ⓡ toes are warm to touch and coloration is normal. Ⓛ LE AROM is WNL throughout. Ⓡ LE strength & ROM not assessed due to long leg cast. Ⓛ LE strength is N throughout. Able to manage NWB status Ⓛ LE indep.
　　＜訳＞
　　O：筋力は上肢全体にわたって正常．関節可動域は上肢全体にわたって正常範囲内．右足指は触れるとあたたかく色は正常．左下肢自動関節可動域は全体的に正常範囲内．右下肢筋力と関節可動域は長下肢キャスト装着中のため評価していない．左下肢筋力は全体的に正常．左下肢免荷状態を独立して管理することができる．

　　適切な書き方
　　O: UEs & Ⓛ LE: Strength & AROM are WNL throughout. Ⓡ LE: Strength & AROM not assessed due to long leg cast. Toes warm to touch & coloration WNL. Able to manage NWB status indep.
　　＜訳＞
　　O：上肢と左下肢：筋力と自動関節可動域は全体的に正常範囲内．右下肢：筋力と自動関節可動域は長下肢キャスト装着中のため評価していない．足指は触れると暖かく色は正常範囲内．免荷状態を独立して管理することができる．

SOAPノート・マニュアル

分類

　客観的データを整理し読みやすくするために，客観的情報（O）の内容は分類または見出しに分けられます．使用される見出しまたは分類は，患者の機能的問題と診断の内容によって異なります．
　見出しや分類は実施された検査や測定の種類に基づいて決めます．患者に身体の多数の部位の問題あるいは全身性の問題があるとき，このような分類が役に立ちます．分類の例には以下のようなものがあります．

　　歩行
　　移乗
　　バランス
　　関節可動域
　　筋力
　　感覚

　見出しや分類は身体や機能的技能の領域に基づいて決めることもできます．患者の問題の多くが身体の1, 2箇所に限局しているとき，この種の分類が使用されます．分類の例には以下のものがあります．

　　歩行
　　日常生活活動
　　上肢
　　下肢
　　体幹

または

　　歩行
　　日常生活活動
　　右上下肢
　　左上下肢
　　体幹

客観的情報データの分類配置

　客観的情報データを分類することは，個々の患者の診断と機能的問題に依存します．

　1. 理学療法では，腰部に問題のある患者は移乗動作や日常生活活動中の身体メカニクスと同様に，

第7章　Objective（O）：客観的情報の書き方

歩行，体幹のさまざまな部位や下肢にも障害を示すかもしれない．情報は体幹，下肢，歩行に関して別々に分割される：歩行，日常生活活動，体幹，下肢，上肢．作業療法では，患者は，仕事に必要なリフティング活動，身体メカニクス，日常のセルフケア活動の障害を示すかもしれない．情報は障害のある領域別に分割される：職業活動，身体メカニクス，セルフケア活動．

2. 左脳血管障害の患者は自動運動の減少，筋緊張の変化，感覚の減少，深部腱反射の変化，協調性の低下，微細な運動能力の低下などを含む身体右側に関する多くの部位の症状を示すかもしれない．左上下肢は本質的に正常範囲内であるから情報をより明白にし，これらの現象をよりよく理解するために，右上下肢に関する情報は左上下肢とは分けなければならない．体幹は1つであるから，別々に分割しない．歩行の異常や衣服の着脱，整容の問題は，別々に分類して記載されるべきである．障害は移乗や寝返りのような他の機能的活動にもみられる．これらの機能的活動は，移乗やベッド上の活動性の分類の下に挙げられる．理学療法士による分類は，歩行，移乗，ベッド上の活動，右上下肢，左上下肢，体幹であるかもしれない．作業療法士による分類は，歩行，ベッド上の活動，更衣，整容，右上下肢，左上下肢であるかもしれない．

3. 大腸癌患者は筋力と関節可動域に多くの問題を示すかもしれない．理学療法士が評価した際，これらの問題は上下肢に起こる．移乗と歩行は（物理的な）仕事を必要とする．患者の持久力は低い状態にある．理学療法では，情報は患者の問題の領域（歩行，移乗，筋力，自動関節可動域，持久力）に応じて分割するのが最適である．作業療法士がこの患者を評価するとき，患者は上肢の筋力や自動関節可動域だけでなく，持久力，摂食，整容，更衣動作の問題を示す．作業療法でも，情報は問題の領域（摂食，整容，更衣，上肢筋力，上肢自動関節可動域，持久力）に応じて分割するのが最適である．

4. セラピストが小児を評価するときは，筋の低緊張，正常関節可動域，筋力と安定性の問題，立ち直り反応の遅れおよび活動性の低下を明らかにする．これらの領域はすべて粗大運動技能の分類のもとに挙げることができる．子供は適切な微細運動技能と不完全な摂食動作や感覚機能を示す．セラピストは日常生活活動，粗大運動，微細運動，感覚の項目に分類することができる．

　分類方法もまた病院・施設によりさまざまです．ある施設では，患者間で診断や問題が異なるにもかかわらずセラピストに患者に関する情報をすべて同じ方法で分類することを要求します（たとえば，ある病院・施設では歩行，日常生活活動，筋力，関節可動域，感覚に分類されすべて記入します）．他の病院・施設では，最も効果的かつ系統的であると思われる方法でセラピストが情報を自由に分類できるようにしています．このワークブックでは，あなたは具体的な診断と問題に対する最も適切な分類法を選択することを求めます．

　ノートの客観的情報（O）の部分では，多くの異なる方法を用いて分類することができます．ある臨床家は機能的な活動が最も重要であると考え，機能的な活動（歩行，移乗，日常生活活動）を最初に挙げます．機能的問題の原因を理解するために関節可動域，筋力などについての情報が必要である

ことから，上下肢と体幹または実施された検査が最初に記載されなければならないと考えている人もいます．SOAPノートを目にする人々（医師，保険会社の調査官，福祉事務所の調査官，弁護士，ソーシャル・ワーカー）は，最初に機能的活動に目を通し，次にその原因が記載されているかを確認します．このワークブックでは，あなたは上下肢や実施した具体的な検査を記入する前に，機能的な活動について記載することが要求されます．

ノートの客観的情報の分類では，情報は可能な限り最も論理的な順序で構成されます．通常，一度に1つの関節が記述され，関節は近位から遠位の順に記載されます．さもなければ，情報はこの枠組みの中で可能な範囲で効率よく分類されます．

■ 例 ■

UEs: AROM: WNL except for 80° Ⓡ shoulder flexion & 90° elbow flexion. STRENGTH: G− throughout shoulder musculature, G+ biceps, G triceps, F in musculature controlling the wrist & fingers. SENSATION: intact throughout.

＜訳＞
上肢：自動関節可動域：右肩関節屈曲80°および肘関節屈曲90°を除き正常範囲内．筋力：肩周囲筋に関して4−（G−），上腕二頭筋4+（G+），上腕三頭筋4（G），手関節および手指に関する筋3（F）．感覚：正常．

客観的情報データの記録方法

多くの病院・施設では完全な文は必要ありませんが，情報を理解してもらうために簡潔明瞭にします．

■ 例 ■

曖昧な文
AROM: Ⓛ ankle in cast.

＜訳＞
自動関節可動域：左足関節はキャストの中．

明瞭な文
AROM: Ⓛ ankle not assessed due to short leg cast Ⓛ LE.

＜訳＞
自動関節可動域：左足関節は短下肢キャストのために評価していない．

チャートを使うことで，最も完全な形で情報を理解できることもあります．

■ 例 ■

（正しい方法）
AROM: Ⓛ finger & thumb extension/flexion is as follows.
＜訳＞
自動関節可動域：左母指および他の 4 指の伸展/屈曲は以下のとおり．

手指	MCP	PIP	DIP
1	20–0–45	10–0–20	
2	10–0–40	0–15	0–2
3	10–0–40	0–30	10–0–5
4	10–0–38	0–10	0–8
5	20–0–47	0–5	0–5

　関節可動域検査や筋力検査の標準的チャート，フローシート，または他の標準化されたチャートを用いることもできます（多くの療法部門では，それらを常備して利用できるようにしています）．セラピストは，詳細な情報をノートに書く代わりにフローシートやチャートに言及しておき，そのコピーをノートに添付することができます．

■ 例 ■

AROM Ⓡ UE: See attached chart, limited at shoulder & elbow.
＜訳＞
右上肢の自動関節可動域：添付チャート参照．肩・肘関節のみ．

　チャートやフローシートは常に日付の記入と署名がなされなければなりません．補足記録に用いられるフローシートの見本は付録 F を参照してください．
　患者の問題が非常に限定された，あるいは単純なものである場合には，フローシートが完全な SOAP ノートであるかもしれません．フローシートの SOAP ノート書式の例として付録 F を見てください．

客観的情報データの記録時によくみられる誤り

客観的情報データの記録で最もよくみられる誤りには以下のようなものがあります．

1. 罹患部について述べていない
2. 測定結果を数値で述べていない．
3. 測定または観察したことの種類を述べていない．

■ 例 ■

（正解）
AROM, the type of ROM measured;
shoulder flexion, the type of movement measured;
gait deviations, the type of deviations observed;
sliding board w/c ↔ mat transfers, the type of transfers observed.
＜訳＞
自動関節可動域（測定した関節可動域の種類）
肩関節屈曲（測定した運動の種類）
歩行の正常からの逸脱（観察した異常の種類）
スライディングボードによる車椅子・マット間移乗（観察した移乗の種類）

測定に関して有効な値を述べることができない場合には，「…である（is）」のかわりに「…らしい，…ようだ（appears）」という言葉を用います．

■ 例 ■

（正解）
Ⓡ UE strength not formally assessed on this date but appears functional for transfers w/c ↔ mat.
＜訳＞
右上肢の筋力はこの日，正式には評価していないが，車椅子 ↔ マット移乗に関して機能的であるようだ．

「らしい・ようだ（appears）」という用語は慎重に使用しなければなりません．保険会社等は，必要"らしい"ことには払い戻しをしません．

客観的情報データの記録に関するいくつかの特性

たとえば筋力は3/5またはFと表記しますが，保険会社等がノートを見て作業をする際に少しでも容易となるように，数値を用いることが望まれます．付録Dでは，客観的情報データの記録に関して，保険会社等のために記述される記録の有効性を最大にする方法を示唆しています．

客観的情報データの記録方法のいくつかを以下に示します．このリストは，もちろん方法のすべてではありません．あなたが検査や測定の方法を習得する際，客観的情報データの記録に関するさらに多くの特性について指導者に質問してみると良いでしょう．また付録Eには，測定と客観的情報データの記録に関する各種の参考文献が掲載されています．

浮腫：

            周径測定
            皮膚の窪みの程度：記録は 0–4+ のシステム
    持久力：
            治療前/後および回復時のバイタルサイン（血圧，呼吸数，脈拍）
            疲労の徴候
            活動（記述）と耐え得る活動量（時間）
            努力の程度
    歩行分析：
        通常含まれるもの：
            介助の種類
            必要な機器
            荷重の状態
            距離
        必要に応じて含まれるもの：
            時間
            表面の種類（水平，不整，傾斜，段差，1 段昇段）
            歩行パターン/逸脱
    一般的所見：
            萎縮
            皮膚の状態
            痩せ/肥満
            体格
    精神機能：
            見当識 3 種類（人，場所，時間）
    理学療法への搬送方法：
            カート/ストレッチャー
            車椅子
            補装具
            介助
    筋力：
            6 段階のシステム（0–5）
            0–正常（N, normal）のシステム
            （フォームやデータベースシートの使用を考慮する）
            代償

(もし標準以外のものが用いられたならば) 検査に用いられた体位

筋トーヌス：

　　緊張の増加ないし減少とその部位

　　正常，低緊張，過緊張，痙縮，固縮

姿勢：

　　座位，立位，背臥位，腹臥位

　　後面，前面，側面

脈拍：

　　回/分

　　リズム（整，不整）

　　不整脈

　　0-3+ の記録システム

反射：

　　0-3+ または 0-+++ の記録システム

　　正常範囲内，亢進，減弱，消失

呼吸

　　パターン

　　呼吸数

　　呼吸音

関節可動域：

　　（いくつかの方法があり病院・施設により異なる）

　　制限因子（疼痛，短縮，スパズム，浮腫，動揺，他）

　　代償

　　（もし標準以外のものが用いられたならば）検査に用いられた体位

　　自動か，他動か，自動介助か

　　cm または度

　　（フォームやデータベースシートの使用を考慮する）

感覚：

　　脱失，正常，異常，低下

　　鋭敏/遅鈍

　　軽度触刺激（light touch）

　　固有受容覚/運動覚

　　温度

　　深部圧

　　　　　立体覚
　　　　　2点識別
皮膚/創：
　　　　　褥創，発赤，瘢痕
　　　　　サイズ
　　　　　色/外観（ピンク/赤，紫がかった，瘡蓋，痂）
　　　　　臭気（なし，中度，極悪）
　　　　　浸食
　　　　　ドレナージ（血液含有，化膿，緑膿，なし）
　　　　　ステージ（I–IV）
　　　　　リスク評価スコア
　　　　　除圧デバイス
　　　　　部位
　　移乗動作能力（以下のものが含まれなければならない）：
　　　　介助の種類
　　　　移乗の種類
　　　　必要な機器

機能的帰結報告への客観的情報の書き方

　SOAPノートの書式で機能的帰結報告を使うとき，しばしば機能面に関する小見出しが最初にリストにされ強調されます．これは筋力，関節可動域等を正常範囲内に戻すのではなく，患者を最適な機能的状態に戻すことを目的としているからです．通常，筋力，関節可動域，感覚や他の機能的ではない見出し〔身体（機能）障害〕（physical impairment）が機能的な情報の後に続き，機能の低下を説明するために役立ちます．病院・施設によっては，2つの主要な分類に分けます．それは"機能的状態"と"原因"あるいは"身体（機能）障害"で，これらの客観的情報の主要な分類の下に，小分類へと情報を系統立てていきます．付録Eの参考文献リストに，種々の書式による機能的帰結のための優れた文献を挙げています．

SOAPノート・マニュアル

中間ノートの書き方

　中間（経過）ノートでは通常，初期ノートに含める分類項目のすべてを記述することはありません．治療期間中に患者を再評価して得られた情報だけが用いられます．
　もし患者の状態は変化していないが，取り組んでいる領域が極めて重要であるのなら，その領域については不変であると述べてもかまいません．しかし読者のために，不変の状態については簡潔に記述しなければなりません．

■ 例 ■

（正しい例）
Transfers: Supine ↔ sit unchanged; still requires mod + 1 assist.
＜訳＞
移動：背臥位・座位間は不変；いまだに1名による中介助を要する．

　患者の状態が不変であると述べるとき，すべての利用可能な評価技能および方法が用いられたことを確認することは重要です．上記の例では，おそらく患者にとって必要な介助量は変化しないことでしょう．しかし患者は移乗動作を以前より速く行っています（10分から5分へ）．

■ 例 ■

（正しい例）
Transfers: Supine ↔ sit unchanged; still requires mod + 1 assist. but performance of transfer requires 5 min. on this date (vs. 10 min. initially required). Transfer is becoming more functional.
＜訳＞
移乗：背臥位・座位間は不変．いまだに1名による中介助を要する．しかし本日，移乗動作の遂行には5分を要する状態である（初期には10分を要した）．移乗はより機能的になってきている．

　比較するためのデータを記載することもあります．上記の例において，比較データがなければ移乗の遂行能力が5分を要するという事実は読者には無意味に思えます．読者は患者の以前の状態を知るために，当時書かれたノートを見るための時間を割かないかもしれませんし，あるいは当時のノートが利用できないかもしれません．
　中間ノートに記述する情報には，記載されている最新の短期ゴールで設定した領域を含めるべきです．たとえば，もしゴールが1週のうちに自立して背臥位・側臥位間の寝返りができるようにすると設定されるならば，患者の寝返りの状態は次回の中間ノートで客観的情報（O）の項に記載されるべきです．

第7章　Objective（O）：客観的情報の書き方

すでに述べたように記録を書く時には，病院・施設と保険会社等の要求の両方を知ることが重要です．ある地方の保険会社は，患者が受けた治療と治療に対する患者の反応をリストすることを要求します．これは客観的情報の部分で，治療に対する患者の反応として記載することが可能です．

■ 例 ■

（正しい例）
Reaction to Rx: Pt. received 30 min. of gait training on this date emphasizing correction of gait deviations & correction of balance deficits. Responded well to verbal cues but could not cont. to correct gait deviations s̄ verbal cues
＜訳＞
運動療法に対する反応：患者は当日，歩行の逸脱およびバランスの改善をめざして歩行訓練を30分間受けた．口頭指示によく反応したが，口頭指示なしでは歩行の改善は持続しなかった．

退院時ノートの書き方

退院時ノートの客観的情報の部分は非常に多様です．退院時ノートは，ある病院・施設では中間ノートに類似しており，最後の中間ノートが書かれてからの患者の最新情報の更新です．他の病院・施設では，退院時ノートは退院する際の患者の状態に関する完全な要約であり，書式と長さの点では初期ノートにかなり類似しています．さらに，治療開始時の患者の状態，治療の全般的な経過，治療終了時の状態を要約した書式を用いる病院・施設もあります．

記録の形式は，誰が読むのかによっても変化します．たとえば，ナーシングホームやホームヘルス機関へ転送された記録は患者の完全な要約であるのに対し，患者の診療が中断された時に医療記録保管へ送られる記録は，中間ノートが書かれてからの患者の状態の変化点をわずかに更新しただけかもしれません．ホームヘルス機関やナーシングホームのセラピストは急性期またはリハビリテーション施設から退院時ノートだけを受け取るかもしれません．よって，より完全な記録が必要になります．このワークブックでは，退院時ノートは退院時の患者の状態や治療経過の完全な要約であると見なされ，あなたは治療中に測定・再測定された客観的情報データのすべての領域について記述することを要求されます．

SOAP ノート・マニュアル

要約

　ノートの客観的情報（O）の部分は非常に重要です．客観的情報（O）の項目は初期，中間，退院時ノート，伝統的なSOAP書式，機能的帰結を強調したSOAP書式のいずれであるにせよ，すべてのノートで必要です．情報は見出しの下に系統立てられ，明瞭かつ簡潔な方法で書かれ，セラピストの実施した客観的測定の結果をリストすべきです．

　次のワークシートは，ノートの客観的情報（O）の部分を書くために必要な技能の練習を提供します．ノートのこの部分は非常に多くの異なるタイプの情報を含むため，4つのワークシートがあります．あなたは，この章を復習してから次のワークシートを行い，付録Aの解答を用いて訂正することにより，ノートの客観的情報（O）の部分を容易に書くことができるようになるでしょう．

Objective（O）：客観的情報の書き方：ワークシート1

パートI．客観的情報に分類すべきものには，文の前の下線部に **"O"** と記入しなさい．同様に，主観的情報には **"S"** と，ノートの問題点の部分に属する情報には **"問題点"** と記入しなさい．

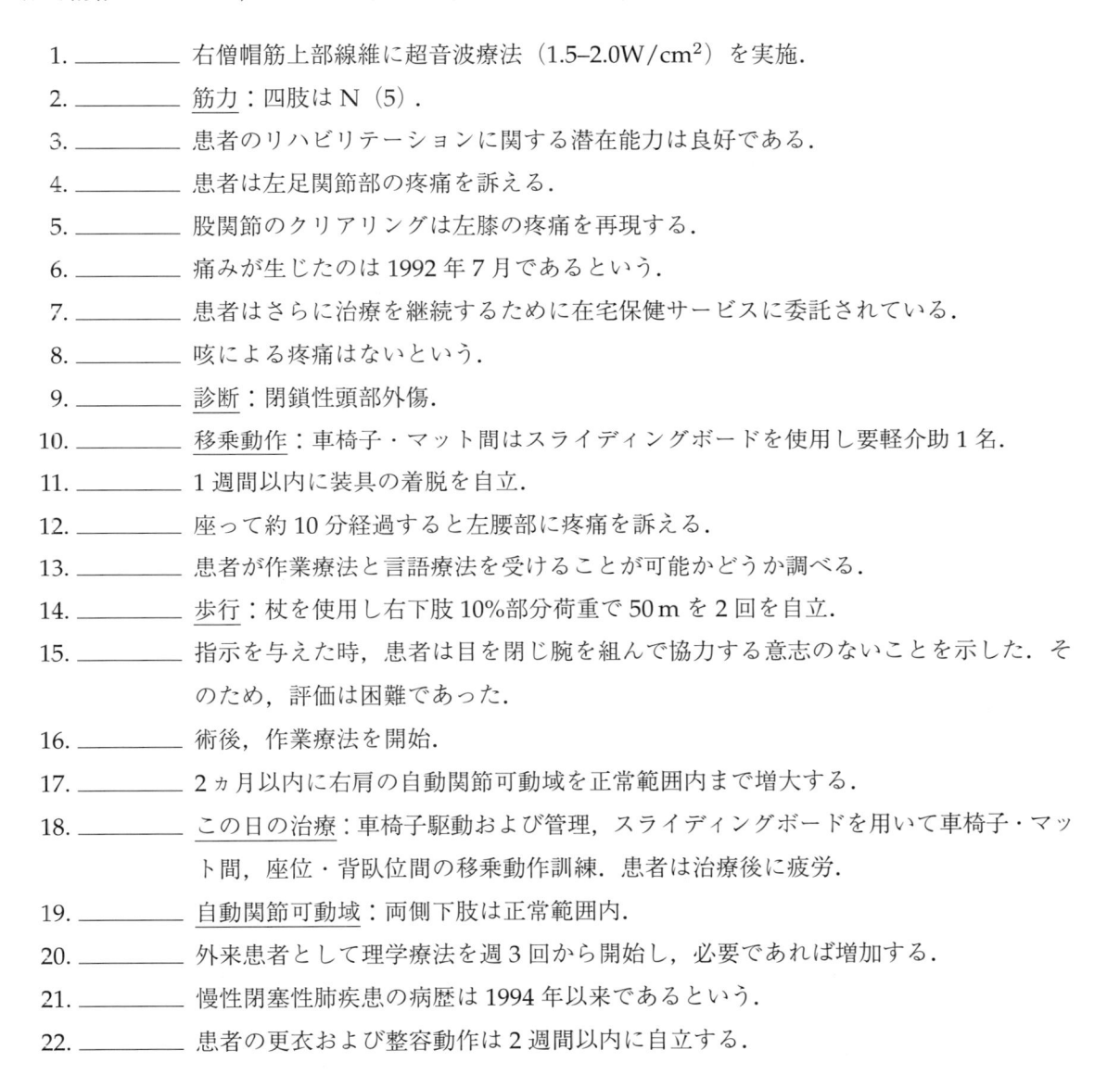

1. _____ 右僧帽筋上部線維に超音波療法（$1.5\text{–}2.0\,\text{W/cm}^2$）を実施．
2. _____ 筋力：四肢はN（5）．
3. _____ 患者のリハビリテーションに関する潜在能力は良好である．
4. _____ 患者は左足関節部の疼痛を訴える．
5. _____ 股関節のクリアリングは左膝の疼痛を再現する．
6. _____ 痛みが生じたのは1992年7月であるという．
7. _____ 患者はさらに治療を継続するために在宅保健サービスに委託されている．
8. _____ 咳による疼痛はないという．
9. _____ 診断：閉鎖性頭部外傷．
10. _____ 移乗動作：車椅子・マット間はスライディングボードを使用し要軽介助1名．
11. _____ 1週間以内に装具の着脱を自立．
12. _____ 座って約10分経過すると左腰部に疼痛を訴える．
13. _____ 患者が作業療法と言語療法を受けることが可能かどうか調べる．
14. _____ 歩行：杖を使用し右下肢10%部分荷重で50mを2回を自立．
15. _____ 指示を与えた時，患者は目を閉じ腕を組んで協力する意志のないことを示した．そのため，評価は困難であった．
16. _____ 術後，作業療法を開始．
17. _____ 2ヵ月以内に右肩の自動関節可動域を正常範囲内まで増大する．
18. _____ この日の治療：車椅子駆動および管理，スライディングボードを用いて車椅子・マット間，座位・背臥位間の移乗動作訓練．患者は治療後に疲労．
19. _____ 自動関節可動域：両側下肢は正常範囲内．
20. _____ 外来患者として理学療法を週3回から開始し，必要であれば増加する．
21. _____ 慢性閉塞性肺疾患の病歴は1994年以来であるという．
22. _____ 患者の更衣および整容動作は2週間以内に自立する．

SOAP ノート・マニュアル

パート II． 各々の客観的情報の記述に適切な見出しを選びなさい．それぞれの見出しは少なくとも 1 つ以上の記述に適合します．

   A. 歩行
   B. 移乗動作
   C. 筋力
   D. 関節可動域
   E. 感覚
   F. 治療に対する反応

1. _____ 上肢の自動関節可動域は両側肩屈曲が 0–90° であることを除き正常範囲内．
2. _____ 左 L5 領域の軽度触刺激およびピン刺激感覚の低下．
3. _____ 両下肢の自動関節可動域は正常範囲内．
4. _____ 歩行はすべてにおいて正常範囲内．
5. _____ その他の上肢の感覚は正常範囲内．
6. _____ 筋力は四肢のすべてにおいて正常．
7. _____ 患者は治療後に口頭指示で適切に歩行可能となった．
8. _____ 背臥位 ↔ 座位の移乗は自立するも時間がかかり機能的ではない．
9. _____ 患者は左下肢の立脚時間の減少と右下肢の歩幅の低下を示した．
10. _____ 両上肢の感覚は正常範囲内
11. _____ 他のすべての移乗動作は自立しており，通常の速度で実施される．

パート III． より明確かつ簡潔かつ専門的な方法で次の客観的情報の記述を書き直しなさい．また，その記述につけられるべき見出しをリストに挙げなさい（参考に一例を提示します）．

   ■ 例 ■

   彼女（患者）の両方の股関節屈曲の他動関節可動域は 90° に制限されている．
     a. 見出し：PROM
     b. 適切な記述：股関節屈曲：両側 90° に制限

1. 患者の両腕の力はある．
   a. 見出し：_____
   b. 適切な記述：_____

2. 患者は左膝を伸ばしたまま足を上げると最悪の背部痛になる．
   a. 見出し：_____

b. 適切な記述：＿＿＿＿＿＿＿＿＿＿＿＿＿＿＿＿＿＿＿＿＿＿＿＿＿＿＿＿＿＿＿
　　　＿＿＿＿＿＿＿＿＿＿＿＿＿＿＿＿＿＿＿＿＿＿＿＿＿＿＿＿＿＿＿＿＿＿＿＿

3. 筋力は右肩関節で正常，右上腕二頭筋はG，右上腕三頭筋はP，右肘より遠位の他の筋はZ．左腕の筋力は正常．
　　a. 見出し：＿＿＿＿＿＿＿＿＿＿＿＿＿＿＿＿＿＿＿＿＿＿＿＿＿＿＿＿＿＿＿＿
　　b. 適切な記述：＿＿＿＿＿＿＿＿＿＿＿＿＿＿＿＿＿＿＿＿＿＿＿＿＿＿＿＿＿
　　　＿＿＿＿＿＿＿＿＿＿＿＿＿＿＿＿＿＿＿＿＿＿＿＿＿＿＿＿＿＿＿＿＿＿＿＿
　　　＿＿＿＿＿＿＿＿＿＿＿＿＿＿＿＿＿＿＿＿＿＿＿＿＿＿＿＿＿＿＿＿＿＿＿＿
　　　＿＿＿＿＿＿＿＿＿＿＿＿＿＿＿＿＿＿＿＿＿＿＿＿＿＿＿＿＿＿＿＿＿＿＿＿

4. Maryは歩行器を使って全荷重でおよそ50mを2回，一人で歩行する．
　　a. 見出し：＿＿＿＿＿＿＿＿＿＿＿＿＿＿＿＿＿＿＿＿＿＿＿＿＿＿＿＿＿＿＿＿
　　b. 適切な記述：＿＿＿＿＿＿＿＿＿＿＿＿＿＿＿＿＿＿＿＿＿＿＿＿＿＿＿＿＿
　　　＿＿＿＿＿＿＿＿＿＿＿＿＿＿＿＿＿＿＿＿＿＿＿＿＿＿＿＿＿＿＿＿＿＿＿＿

5. 患者は仰向けから座位，ベッドからベッド脇の椅子への乗り移りは息が切れる．患者の呼吸は移乗動作前の毎分18回から毎分32回へ増える．
　　a. 見出し：＿＿＿＿＿＿＿＿＿＿＿＿＿＿＿＿＿＿＿＿＿＿＿＿＿＿＿＿＿＿＿＿
　　b. 適切な記述：＿＿＿＿＿＿＿＿＿＿＿＿＿＿＿＿＿＿＿＿＿＿＿＿＿＿＿＿＿
　　　＿＿＿＿＿＿＿＿＿＿＿＿＿＿＿＿＿＿＿＿＿＿＿＿＿＿＿＿＿＿＿＿＿＿＿＿
　　　＿＿＿＿＿＿＿＿＿＿＿＿＿＿＿＿＿＿＿＿＿＿＿＿＿＿＿＿＿＿＿＿＿＿＿＿
　　　＿＿＿＿＿＿＿＿＿＿＿＿＿＿＿＿＿＿＿＿＿＿＿＿＿＿＿＿＿＿＿＿＿＿＿＿

6. 左足関節の自動関節可動域は正常の範囲内にある．
　　a. 見出し：＿＿＿＿＿＿＿＿＿＿＿＿＿＿＿＿＿＿＿＿＿＿＿＿＿＿＿＿＿＿＿＿
　　b. 適切な記述：＿＿＿＿＿＿＿＿＿＿＿＿＿＿＿＿＿＿＿＿＿＿＿＿＿＿＿＿＿

パートⅣ．以下はあなたが患者に客観的なテストを行っている間にざっと書き留めたメモです（メモをとる間，病院で承認された略語リストは調べませんでした）．

　上肢――筋力と自動関節可動域――正常範囲内
　歩行――自立――歩行器――左下肢完全免荷――15m2回
　左下肢――キャスト――長下肢
　右下肢自動関節可動域と筋力――正常
　移乗動作――トイレ動作は1人の軽い介助で，座位・立位間は自立，背臥位・座位間は自立
　段差――（歩行器使用で1段）――1人の軽い介助で
　ドアの出入り――1人の軽い介助で――ドアの開閉――歩行器
　左下肢――評価していない

SOAPノート・マニュアル

上記を客観的情報の記述らしく書き直しなさい．それぞれの文の前には適切な分類を含めなさい．
（例：右上肢：自動関節可動域は右肩関節屈曲90°を除き正常範囲内.）

1. 上肢——筋力と自動関節可動域——正常範囲内
   Oの記述：＿＿＿＿＿＿＿＿＿＿＿＿＿＿＿＿＿＿＿＿＿＿＿＿＿＿＿＿＿＿＿＿

2. 歩行——自立——歩行器——左下肢完全免荷——15mを2回
   Oの記述：＿＿＿＿＿＿＿＿＿＿＿＿＿＿＿＿＿＿＿＿＿＿＿＿＿＿＿＿＿＿＿＿

3. 左下肢——キャスト——長下肢
   Oの記述：＿＿＿＿＿＿＿＿＿＿＿＿＿＿＿＿＿＿＿＿＿＿＿＿＿＿＿＿＿＿＿＿

4. 右下肢自動関節可動域と筋力——正常
   Oの記述：＿＿＿＿＿＿＿＿＿＿＿＿＿＿＿＿＿＿＿＿＿＿＿＿＿＿＿＿＿＿＿＿

5. 移乗動作——トイレ動作は1人の軽い介助で，座位・立位間は自立，背臥位・座位間は自立
   Oの記述：＿＿＿＿＿＿＿＿＿＿＿＿＿＿＿＿＿＿＿＿＿＿＿＿＿＿＿＿＿＿＿＿

6. 段差——（歩行器使用で1段）——1人の軽い介助で
   Oの記述：＿＿＿＿＿＿＿＿＿＿＿＿＿＿＿＿＿＿＿＿＿＿＿＿＿＿＿＿＿＿＿＿

7. ドアの出入り——1人の軽い介助で——ドアの開閉——歩行器
   Oの記述：＿＿＿＿＿＿＿＿＿＿＿＿＿＿＿＿＿＿＿＿＿＿＿＿＿＿＿＿＿＿＿＿

8. 左下肢——評価していない
   Oの記述：＿＿＿＿＿＿＿＿＿＿＿＿＿＿＿＿＿＿＿＿＿＿＿＿＿＿＿＿＿＿＿＿

パートV．下にノートの客観的情報（O）の見出しがあります．それぞれの後には5つの空白があります（課題に必要な数よりも多くの空白があります）．パートIVの文の番号を適切な見出しの後に記入しなさい．番号は，文章を論理的にノートに記述する順番に従って並べなさい（たとえば1–5–3は3–1–5とするよりも意味があるかもしれません）．

　A. 歩行：＿＿＿，＿＿＿，＿＿＿，＿＿＿，＿＿＿
　B. 移乗動作：＿＿＿，＿＿＿，＿＿＿，＿＿＿，＿＿＿
　C. 上肢および右下肢：＿＿＿，＿＿＿，＿＿＿，＿＿＿，＿＿＿
　D. 左下肢：＿＿＿，＿＿＿，＿＿＿，＿＿＿，＿＿＿

パートVI．上の分類リストを用いて，ノートの客観的情報の部分に上記の情報を書きなさい（上記の文章のいくつかは類似した素材を結合してひとつの文に書き直さなければならないでしょう）．ノートは，病院で承認された略語を用いて患者の診療ノートの一部として許容されるように記述しなさい．

O：＿＿＿＿＿＿＿＿＿＿＿＿＿＿＿＿＿＿＿＿＿＿＿＿＿＿＿＿＿＿＿＿＿＿＿＿＿＿
＿＿

第 7 章　Objective（O）：客観的情報の書き方

解答例は付録 A を参照．

Objective（O）：客観的情報の書き方：ワークシート2

パートI．客観的情報に分類すべきものには，文の前の最初の下線部に "O" と記入しなさい．同様に，主観的情報には "S" と，ノートの問題点の部分に属する情報には "問題点" と記入しなさい．

1. _____ 下肢の深部腱反射は右膝関節が 3+ である以外は 2+．

2. _____ 交通事故で，患者の車は助手席側から衝突したという．

3. _____ 作業療法に更衣動作の援助の指示を要請する．

4. _____ 長期ゴール：2週間以内に歩行器歩行 50 m を 2 回を自立．

5. _____ 歩行訓練，平行棒内から開始し歩行器へ漸進．

6. _____ 筋力テストは患者が一貫して指示に従わないため困難であった．

7. _____ 更衣を自立することができないと訴える．

8. _____ 移乗動作：背臥位・座位間は要軽介助 1 名．

9. _____ X 線：骨粗鬆症

10. _____ 2 週間以内に左膝関節の他動関節可動域を 0–90° に増大．

11. _____ 固有受容覚：右上肢低下

12. _____ 手関節の他動運動時に左上肢全体の疼痛を訴える．

13. _____ 右肩関節屈曲の自動関節可動域は治療後に 0–90° に増大した．

14. _____ ベッドサイドで 2 回/日みられる．

15. _____ 患者は家庭での訓練や歩行プログラムについてメモや口頭で指示が与えられる．

16. _____ 感覚：L5領域の軽度触刺激やピン刺激の感覚の消失．
    _____

17. _____ 患者は日常生活活動に関するセラピストとの話し合いと，障害物コースで背部の日常生活活動について90%正当な行動をすることを通して背部のケアや日常生活活動の正しい知識を示す．
    _____

18. _____ 1時間に約2回，左手首の傷の痒みを訴える．
    _____

パートII．上記の各々のSおよびOに関する文の左の2番目の空白下線部に，文が機能的情報であるかどうか（機能と記入），身体機能障害に関するものか（身体機能障害と記入）を記入しなさい．

パートIII．各々の客観的情報に関する文に適切な見出しを記入しなさい．個々の見出しには少なくとも1つ以上の文が対応します．各々の文の左の最初の空白下線部に解答を記入しなさい．

　A. 歩行
　B. 日常生活活動
　C. 上肢
　D. 下肢
　E. 体幹
　F. 治療に対する反応

1. _____ 下肢の自動関節可動域は両側SLRがハムストリングスの短縮のため0–50°に制限される他は正常範囲内．
   _____

2. _____ すべての移乗動作は自立しているが時間がかかる．
   _____

3. _____ 腰部のモビライゼーションは疼痛があるが耐えられる．
   _____

4. _____ スパズムは左下部腰椎脊柱起立筋部にみられる．
   _____

5. _____ 下肢筋力は左足底屈筋が3（F）である以外は正常範囲内．
   _____

6. _____ L4–5，L5–S1領域の触診で圧痛あり．
   _____

7. _____ 患者は腹臥位での完全伸展訓練に耐えられた．疼痛症状を再現することなく10回反復可能であった．
   _____

第 7 章　Objective（O）：客観的情報の書き方

8. ＿＿＿＿＿　上肢の自動関節可動域と筋力は正常範囲内．
　　＿＿＿＿＿

9. ＿＿＿＿＿　体幹の自動関節可動域は正常範囲内；立位および背臥位での屈曲の反復により腰部
　　＿＿＿＿＿　および左下肢の疼痛が増大．

10. ＿＿＿＿＿　姿勢：腰椎前弯の減少，頭部は前方で保持，胸椎後弯の増大．
　　＿＿＿＿＿

11. ＿＿＿＿＿　歩行は補装具なしで自立しているが，体幹の回旋がなく速度は遅い．
　　＿＿＿＿＿

12. ＿＿＿＿＿　足クローヌスは左1+，右2+．
　　＿＿＿＿＿

13. ＿＿＿＿＿　SLR は左 45°，右は陰性．
　　＿＿＿＿＿

14. ＿＿＿＿＿　箱を持ち上げて運ぶよう要求したとき，不適切な持ち上げ方を示した．
　　＿＿＿＿＿

15. ＿＿＿＿＿　左 L5 領域の軽度触刺激およびピン刺激の感覚は減少：他は正常範囲内．
　　＿＿＿＿＿

16. ＿＿＿＿＿　立位において体幹伸展の反復により疼痛は減少する．
　　＿＿＿＿＿

パートIV．上記の各々の文の左の 2 番目の空白下線部に，O の文が機能を述べているか（機能と記入），身体機能障害に関するものか（身体機能障害と記入）を記入しなさい．

パートV．以下はあなたが患者に客観的なテストを行っている間にざっと書き留めたメモです（メモをとる間，病院で承認された略語リストは調べませんでした）．

1. 座位・立位間は 1 名の軽い介助が必要
2. 平行棒——立位，1 名の軽い介助——1 分間に 2 回，その後 1 名の軽い介助にて 1 歩踏みだし——両下肢全荷重
3. 下肢筋力は少なくとも F（筋群の評価）——精神状態によりそれ以上の評価はできない．
4. 上肢筋力は少なくとも F（筋群の評価）——精神状態によりそれ以上の評価はできない．
5. 両側肩外転約 90°，屈曲約 110° であることを除き，関節可動域はすべて正常範囲内
6. 立位 2 回の後の疲労のため，他のすべての評価は延期

このノートの O の部分を書くために用いる見出しの前に「X」を記入しなさい．
　　＿＿＿＿＿　上肢

SOAP ノート・マニュアル

_____ 下肢
_____ 体幹
_____ 移乗動作
_____ 歩行
_____ 治療
_____ 持久力
_____ 筋力
_____ 自動関節可動域
_____ 右上下肢
_____ 日常生活活動
_____ 左上下肢

パート VI. 下にノートの客観的情報の見出しがあります（これらの見出しは，情報の繰り返しが最小限になるように選ばれています）．それぞれの見出しの後には 5 つの空白があります（課題に必要な数よりも多くの空白があります）．パート V のノートの番号を，適切な見出しの後に記入しなさい．番号は，文章を論理的にノートに記述する順番に従って並べなさい（たとえば 1–5–3 の順番で並べる方が，3–1–5 とするよりも意味があるかもしれません）．

A. 歩行：____, ____, ____, ____, ____
B. 移乗動作：____, ____, ____, ____, ____
C. 筋力：____, ____, ____, ____, ____
D. 自動関節可動域：____, ____, ____, ____, ____
E. 持久力：____, ____, ____, ____, ____

パート VII. 上記パート VI でリストに挙げた分類を用いて，ノートの O の部分を記入しなさい．ノートは，病院で承認された略語を用いて患者の診療ノートとして承認されるように書きなさい．（日本語版では，略語の使用は任意とする．）

O：_____
_____
_____
_____
_____

解答例は付録 A を参照．

Objective（O）：客観的情報の書き方：ワークシート3

パートI．下に，ノートの客観的情報（O）の見出しがあります．それぞれの後には5つの空白があります（課題に必要な数よりも多くの空白があります）．これらの見出しの下には，ノートに含まれる7つの文があります．それぞれの文の番号を適切な見出しの後の空白に記入しなさい．番号は，文章を論理的にノートに記述する順番に従って並べなさい（たとえば1–5–3は3–1–5とするよりも意味があるかもしれません）．課題の達成のために，別の紙にノートを清書してみると良いでしょう．

A. 歩行：＿＿，＿＿，＿＿，＿＿，＿＿
B. 移乗動作：＿＿，＿＿，＿＿，＿＿，＿＿
C. 右上下肢：＿＿，＿＿，＿＿，＿＿，＿＿
D. 左上下肢：＿＿，＿＿，＿＿，＿＿，＿＿

1. すべての移乗動作はすべてにわたり自立していない．
2. 右上下肢の自動関節可動域，筋力および感覚は正常．
3. 左上下肢は完全弛緩．
4. 左上下肢の自動運動はみられない．
5. 左上下肢の感覚は正常．
6. この時点で歩行は実用的ではない．
7. 左上下肢の他動関節可動域は正常範囲内．

パートII．以下はあなたが治療期間中に再評価を行っている間，ざっと書き留めたメモです（メモをとる間，病院で承認された略語リストは調べませんでした）．

マットの方向へ車椅子を自分で5m推進――マットに近づきブレーキをかけることは困難――スライディングボードを設置するために最大1名必要
アームレストを動かすために最大1名必要
車椅子・マット間の移乗には，右下肢完全免荷のためにスライディングボートおよび1名による軽い介助が必要――手をつく位置に関する口頭指示
座位・マット間で右下肢を動かすために中度1名の介助を要する
股関節屈曲左G，右G–
膝屈曲左G
両側股関節外転は少なくともF，抗重力位の評価は実施していない
両側股関節外転/内転を2kgの抵抗で15回（背臥位）
両側SLRを15回
左膝屈曲を1kgの抵抗で15回

SOAP ノート・マニュアル

左膝最終伸展を1kgの抵抗で15回
頻回な休息を要求する

1. あなたの選んだ分類で，上記の情報を中間ノートのOの部分に書きなさい．ノートは，病院で承認された略語を用いて患者の診療記録として認められるように書かなければなりません．（日本語版では，略語の使用は任意とする．）

   O：_____

   _____

   _____

   _____

   _____

   _____

   _____

   _____

   _____

   _____

   _____

パートIII． 上記と同じ情報を，機能的帰結報告SOAPノート形式で書き直しなさい．

O：機能的制限：_____

_____

_____

_____

_____

_____

_____

身体機能障害：_____

_____

第 7 章　Objective（O）：客観的情報の書き方

_____
_____
_____
_____
_____
_____
_____

パートIV．より明瞭，簡潔，専門的な方法で次の客観的情報（O）の記述を書き直しなさい．また，その記述につけられるべき見出しを挙げなさい．

1. 患者は左足50%部分荷重で15 mを2回歩き，視野欠損のために私が介助できるように傍で待機することを要求する．
   a. 見出し：_____
   b. 適切な記述：_____
   _____

2. 患者の左足の検査で浮腫2+ を示す
   a. 見出し：_____
   b. 適切な記述：_____

3. 膝蓋腱反射の際，右は3+，左は2+
   a. 見出し：_____
   b. 適切な記述：_____

4. Johnは車椅子からマットへ移乗するときと車椅子へ戻るときにはスライディングボードを用いて行い，バランスを崩したときに時々体を安定させるのを手伝ってもらうために私がついていることを必要とした．
   a. 見出し：_____
   b. 適切な記述：_____
   _____

5. Maryは背臥位からの左右への寝返りに2名の最大限の介助を必要とする
   a. 見出し：_____
   b. 適切な記述：_____
   _____

解答例は付録Aを参照．

第7章　Objective（O）：客観的情報の書き方

Objective（O）：客観的情報の書き方：ワークシート4

パートI．下に中間ノートの客観的情報（O）の項目でよく用いられる見出しがあります．それぞれの後には5つの空白があります（課題に必要な数よりも多くの空白があります）．これらの見出しの下には，ノートに含まれる7つの文章があります．それぞれの文章の番号を適切な見出しの後の空白に記入しなさい．番号は文章を論理的にノートに記述する順番に従って並べなさい（たとえば1–5–3の順番で並べる方が，3–1–5と並べたときよりも意味があるかもしれません）．課題の達成のために，別の紙にノートを清書してみると良いでしょう．

 A. 歩行：＿＿，＿＿，＿＿，＿＿，＿＿
 B. 移乗動作：＿＿，＿＿，＿＿，＿＿，＿＿
 C. 筋力：＿＿，＿＿，＿＿，＿＿，＿＿

1. 座位・立位間は1名の軽介助と手をつく位置の口頭指示を必要とする．
2. 立位・座位間は1名の中介助；患者は座る前に椅子へ手をのばさない．
3. 歩行は歩行器および1名の軽介助で30 mを3回．
4. 座位・背臥位間は1名の介助待機と口頭指示を要する．
5. 背臥位・座位間は1名の中介助を要する．
6. 両側下肢筋力は概ね4–/5．
7. 歩行器を使用しての方向転換は困難．

パートII．以下のノートは学生が書いたものです．同じ情報を用いて，可能であれば異なる分類およびより簡潔な書き方でノートの客観的情報（O）の部分を書き直しなさい．

 O：外観：右前腕の創は滅菌帯で覆われている．
 自動関節可動域：右上肢は肩屈曲約120°，外転約70°，肘全屈曲，伸展 –42°，手関節全掌屈，背屈は手指屈曲にて中間位まで．左上肢は全自動可動域．両下肢は全自動可動域．
 筋力（粗大ブレークテストによる）：右上肢は肩屈曲3–（F–），外転3+（F+），肘屈曲・伸展4（G），手屈曲・伸展4（G），手指屈曲・伸展4（G）．左上肢はすべて5（N）．左下肢はすべて4（G），右下肢はすべて5（N）．
 感覚：四肢のすべてにおいて軽度触刺激，ピン刺激は正常．
 移乗動作：車椅子・マット間は1名の軽介助により軸足での回転により移動，座位・背臥位間は自立．
 歩行：四肢への可能な限りの荷重下で，歩行器を使用し軽介助で15 mを1回．
O：＿＿＿

SOAP ノート・マニュアル

パート III. 上記と同じ情報を用いて機能的帰結 SOAP ノート形式で書き直しなさい.

O：機能的制限：

身体機能障害：

解答例は付録 A を参照.

第7章　Objective（O）：客観的情報の書き方

ワークシートのまとめ：問題点，S，Oの書き方

パートI. 以下の記述が主観的情報（S）のものか，客観的情報（O）のものかを示しなさい．文の前の下線部にSまたはOと記入しなさい（S，Oのどちらでもない記述もあります）．ノートの問題点に属する情報は下線部に問題点と記入しなさい．

1. _____ 創の治癒は良好，長さ7.5 cm，左母指の爪のやや近位．
2. _____ 右肩の自動関節可動域を週3回の治療で4週間以内に正常範囲内へ増大．
3. _____ 姿勢およびアライメントの改善のために家庭内での訓練を患者に指導．
4. _____ 患者の妻によると患者は当院に入院する前は補装具なしで歩行が自立していた．
5. _____ 深部腱反射は全体的に2+．
6. _____ 診断：腰痛症
7. _____ 過去に理学療法を受けた経験はないという．
8. _____ 右大腿後外側から膝にかけての疼痛を訴える．疼痛の強さ：8（0=なし，10=最高）．
9. _____ 患者が疲労していない別の日にMMTを行ってみる．
10. _____ X線は腰椎の関節（骨）棘を示す．
11. _____ 脈拍は訓練前75，訓練終了直後95，訓練後3分時75回/分であった．
12. _____ 歩行は介助および補装具なしで自立しており，逸脱もない．
13. _____ 1992年1月1日に，25 kgのドッグフードの袋を持ち上げた直後に痛みが生じたという．
14. _____ 2回/日：腰部へのホットパックを20分．
15. _____ 患者のリハビリテーションに関する潜在能力は少ない．

パートII. より明瞭かつ簡潔かつ，専門的方法で次の主観的情報および客観的情報の記述を書き直しなさい．また，記述するノートの場所（SまたはO）と見出しを挙げなさい．

1. 患者は左膝外側の痛みが出たり消えたりすると訴える．
　a. 記述する場所：_____　b. 見出し：_____
　c. 適切な記述：_____
2. 患者は左L5領域の感覚があまりない．
　a. 記述する場所：_____　b. 見出し：_____
　c. 適切な記述：_____
3. 患者は医師が94年2月2日に，「右膝を関節鏡でみた」と述べた．
　a. 記述する場所：_____　b. 見出し：_____
　c. 適切な記述：_____

SOAP ノート・マニュアル

4. 患者は1994年2月に「頭蓋骨の開頭手術を受けた」といった.
   a. 記述する場所：_____ b. 見出し：_____
   c. 適切な記述：_____
5. 右下肢の他動関節可動域は正常範囲.
   a. 記述する場所：_____ b. 見出し：_____
   c. 適切な記述：_____

パートIII. 以下はあなたが患者のチャートを読み，再評価を行っている間にざっと書き留めたメモです（メモをとる間，病院で承認された略語リストは調べませんでした）.

チャートから

診断名は右大腿骨頸部骨折，94年1月12日．右人工股関節の挿入は94年1月14日．

患者から

立っている間，右股関節の痛み
以前にPTないしOTの受診経験はない――入院前は歩行器や杖は使っていない――最近，自宅で利用可能な入浴用椅子やポータブルトイレはない
自宅で転倒し，浴槽の側面に右股関節を強打した
単身――アパート――エレベータ――縁石のみ
アパートの浴室はシャワー及びシャワーカーテンのついた浴槽がある
退院後は自宅に戻りたい
（PTに対し）最終的に補装具なしでもう一度一人で歩けるようになりたい．
（OTに対し）整容と更衣の管理は一人でできるようになりたいが，食事は給食配達サービスで我慢する

理学療法の客観的検査から

上肢――関節可動域は右肘伸展 −5° 以外は正常範囲内
上肢――筋力は全体的にG+（筋群のテスト）
左下肢のROMは正常範囲内

右下肢——関節可動域は術後の運動制限のために股関節屈曲90°，外転は全自動関節可動域，内旋・外旋は0°，内転0°

左下肢——筋力は全体的にG+（筋力テスト）

右下肢——筋力は少なくとも全体がF—それ以上の評価は外科的処置のために行っていない．

移乗動作：車椅子・マット間は1名の中介助

座位・立位間は1名の軽介助

背臥位・座位間は1名の中介助

平行棒内歩行は1名の軽介助で右下肢50%の部分荷重にて6mを1回．——目眩および嘔気——部屋への搬送——看護婦に通知

作業療法の客観的検査から

上肢——筋力は全体的にG+（筋力テスト）．

上肢——自動関節可動域は右肘伸展 $-5°$ 以外は正常範囲内．

日常生活活動技能のための機能的制限内での微細運動技能．

背臥位・座位間の移動はベッド柵を使用することなく1名の中程度の介助による．

車椅子・ベッド間の移動は1名の中程度の介助による．

整容技能の評価は最初はベッドサイドで行われる．

現在の前腕の浸出はIVである．

患者は両上肢および体幹は洗えるが，両下肢の洗体のために1名の軽い介助と入浴用スポンジの準備が必要．

自立して髪を整えることができる．

自立して歯のケアを行うことができる．

コンタクトレンズを装着する；車椅子にてレンズのケアができる．

　上記の情報を理学療法または作業療法ノートの問題点，S，Oに書きなさい．ノートは病院で診療ノートとして承認されるものとなるように，XYZ病院で承認された略語を用いて書かれなければなりません．(日本語版では，略語の使用は任意とする.)

SOAP ノート・マニュアル

パートIV. 上記と同じ情報を用いて機能的帰結SOAPノート書式で理学療法または作業療法ノートのうちどちらか一つを書き直しなさい．

SOAP ノート・マニュアル

解答例は付録 A を参照.

第8章
Assessment（A）：評価の書き方：
I―問題点リスト

　問題点リストはノートの評価（A）項目に含まれます．このリストは，ノートの主観的情報と客観的情報の部分に書かれた患者の主要な問題点の要約を提供します．すべての病院・施設で問題点リストをノートに入れているわけではありません．しかしいくつかの病院・施設では今それを必要としています．問題点リストは，我々が患者の重要な医学上の問題の要約を医師の記録に依存しているのと同じように，診療ノートを読んで患者の治療上の問題点をすばやく概観することを必要とする他の保健医療の専門職や保険会社等にとって参考にされる部分になります．

主観的情報と客観的情報に対する関係

　問題点リストは，主観的情報の聴取や客観的検査が行われた際，正常範囲から逸脱した領域を含みます．通常，問題点はリスト形式で書かれます．問題点リストを組み立てるための手順は以下に述べるとおりです．

1. あらかじめ必要な手順：ノートの主観的情報と客観的情報の部分を書く．
2. ノートの主観的情報と客観的情報の部分をもう一度見て，正常範囲内ではないが治療の介入によって影響を及ぼしうる，あるいは変わる可能性のある部分をざっと書き留める．医学上または精神医学上の問題は医師の問題点リストの部分であり，問題点の部分に挙げられるかもしれない．しかしそれらは治療の問題点リストには**属さない**．医学的あるいは精神医学的な問題がどのように患者の能力や実際のパフォーマンスに影響を及ぼすかについての考察は，ノートの評価の**要約**ないし考察部分に含める．
3. どの問題が最も重要であるか優先順位を設定する．優先順位の設定はセラピストの判断に任せ

SOAP ノート・マニュアル

られている．訓練の状況，個々の患者の保険適用範囲次第で，別のセラピストは異なる優先順位を設定するかもしれない．たとえば，セラピストの誰もが下記の例で設定されたのと同じ順序で優先順位を設定するというわけではない．

4. 優先順位に従って理学療法に関する問題点をリストにする．

たとえば，この初期ノートでは第1の手順はすでに終了しています．

■ 例 ■

Dx: Degenerative arthritis Ⓡ knee. Ⓡ total knee replacement on （date）.
S: C/o: severe pain c̄ AROM Ⓡ knee. Hx: States hx of arthritis Ⓡ knee. Prior level of function: Amb indep s̄ device PTA. Denies previous use of any type of assistive device. Home situation: States lives c̄ his wife. Describes 1 step s̄ handrail to get into Pt.'s 1 story home; states all floors are carpeted except the bathroom. Pt.'s goal/lifestyle: Pt. is a carpenter & would eventually like to return to his job. Pt.'s immediate goal: to function indep at home c̄ crutches.
O: AROM: Ⓡ knee 30–45°. All other joints of UEs & LEs WNL. Strength: Ⓡ LE: 1＋/5 quadriceps. 2/5 Ⓡ hamstrings within limited AROM. Ⓡ gastrocnemius not assessed but is able to plantar flex throughout AROM. All other Ⓡ LE musculature of 4＋/5 strength. Ⓛ LE & UE: Musculature of 4＋/N strength throughout. Transfers: Sit ↔ Stand & w/c ↔ mat（pivot）c̄ mod＋1 assist. Supine ↔ sit c̄ min＋1 assist. for moving Pt.'s Ⓡ LE. Amb: In ∥ bars 10％ PWB Ⓡ LE for ～10 ft. × 2 c̄ mod＋1 assist. & verbal cues.

＜訳＞
診断：右膝の退行性関節炎．右膝関節全置換術〔日付け〕
S：主訴：右膝自動関節可動域に伴う重度の疼痛．病歴：右膝関節炎の既往あり．以前の機能レベル：入院前は補装具を使用せず歩行自立．過去に補装具の使用なし．家屋環境：妻と二人暮らし．1階建ての家の入口の段差は1段で手すりなし．浴室を除くすべての床はカーペット．患者のゴール/生活様式：患者の職業は大工で，最終的に職業復帰．患者の当面のゴール：杖使用による家庭内生活の自立．
O：自動関節可動域：右膝30–45°．他の上下肢の関節は正常範囲内．筋力：右下肢：右大腿四頭筋1＋/5，右ハムストリングスは自動関節可動域の範囲内で2/5．右腓腹筋は評価していないが自動関節可動域を通じて底屈可能．他の右下肢の筋は4＋/5．左下肢および上肢：4＋/N．移乗動作：座位・立位間，車椅子・マット間（軸足回旋による）は要中介助1名．背臥位・座位間は右下肢を動かすため要軽介助1名．歩行：平行棒内で右下肢10％部分荷重にて約3mを2回，要中介助1名と口頭指示．

（手順2）ノートのSおよびOの部分をみると，患者には様々な問題があることがわかります．問題点は，右膝自動関節可動域に伴う疼痛，右膝自動関節可動域の低下，右大腿四頭筋およびハムストリングスの筋力低下，移乗動作が自立していない，歩行動作が自立していない，持久力の低下がみられます．

(手順 3) 膝関節全置換術を行った患者の第 1 のニーズは自動関節可動域の増大ですが，まず最初に歩行や移乗動作が機能的なものになる必要があります．どうしても必要であるなら，移乗動作が自立した患者は車椅子で退院し，歩行の自立はその後の治療で獲得することになります．それゆえ，優先順位は移乗動作が 1 位，歩行が 2 位となります．機能的な歩行や移乗動作により，患者は膝の自動関節可動域増大（優先順位 3 位）のための治療を外来または家庭で受けることができます．自動関節可動域が改善するのに伴って筋力が増大する（優先順位 4 位）のが典型的です．持久力はすべての ADL が一層自立するに従って改善するので，優先順位は最も低くなります．

(手順 4)

■ 例 ■

A: Problem list:
1. dependence in transfers.
2. dependence in amb.
3. ↓ AROM Ⓡ knee.
4. ↓ Strength Ⓡ quadriceps & hamstrings.
5. ↓ Endurance during amb.

<訳>
A：問題点リスト
1. 移乗動作が自立していない
2. 歩行動作が自立していない
3. 右膝自動関節可動域の低下
4. 右大腿四頭筋およびハムストリングスの筋力低下
5. 歩行中の持久力の低下

問題点は S および O の要約なので，できるだけ機能的な用語を用いて一般的な方法でリストに挙げることに注意してください．

長期ゴールまたは予測される機能的帰結との関係

リストに挙げられた各々の問題点は，通常長期ゴールまたは予測される機能的帰結に関係します．長期ゴールは，問題点リストの中の各々の問題が最終的にどのように解決されるかを記述するように書かれます．予測される機能的帰結は，セラピストが治療を終了する時までに到達することが期待される機能レベルをリストにします．それゆえ，予測される機能的帰結は，問題点リストから機能的な患者の問題点に焦点を当てます．次章で長期ゴールと機能的帰結の書き方についてさらに学習します．

SOAPノート・マニュアル

中間ノートと退院時ノートにおける問題点リスト

　中間ノートにおいて，問題点は通常，それが新たな問題点であったり，解決されたり，あなたがその問題点について取り組んでいる場合にのみリストにされます．退院時ノートを書く時，問題点が既に解決されたのか，まだ存在するのかを明記することが重要です．

要約

　問題点リストはすべての医療施設がノートに含めているわけではありませんが，患者の治療計画を立てる上で重要な役割を果たします．ノートのSおよびOの部分において正常範囲内ではないと報告された情報を要約します．問題点リストの記載内容はセラピストの判断に任せられています．問題点リストはセラピストが優先順位を設定するための助けとなり，ゴール設定の基礎となります．

　以下のワークシートで，問題点リストの作成過程全体を練習します．あなたには，SおよびOの記述から問題点を認識するための助言が与えられます．また何がより重要な問題であるか優先順位を設定するための助言も与えられます．本章で学習したことを復習し，ワークシートを完成させ，解答を確認すれば，あなたは問題点の認識と優先順位の設定に助言が与えられれば，ノートの問題点リストの部分を適切に書けるようになるでしょう．

リハビリテーションの多彩な展開と可能性を探る

理学療法士・学生のための テキストのご案内

協同医書出版社

新・徒手筋力検査法 [原著第10版] Web動画付

D. Avers, M. Brown ●著　津山直一・中村耕三 ●訳

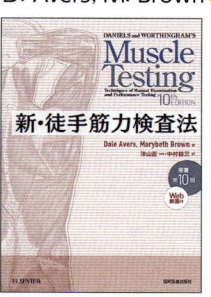

徒手筋力テスト（MMT）のための定番教科書であり，世界的名著である"Muscle Testing"が改訂された原著第10版

多数の図版と詳細な解説で，徒手筋力検査（MMT）を行うための具体的方法と段階づけのすべてを網羅した定番テキストが改訂されました．
翻訳を見直し，わかりやすく，臨床のイメージをつかみやすい内容に刷新しました．
本書の内容に準拠した動画をパソコンやスマートフォンで視聴し，検査の実際を確認することができます．

A4判・556頁・2色刷　　定価（本体7,800円＋税）　　ISBN 978-4-7639-0041-8

「2020年養成カリキュラム改正」に対応する
新テキストシリーズ

ラーニングシリーズIP
インタープロフェッショナル

保健・医療・福祉専門職の連携教育・実践

卒前教育から現場実践までを網羅した多職種連携の教科書シリーズ

近年，保健・医療・福祉領域において，さまざまな専門職が互いの専門性について学ぶ「IPE（多職種連携教育）」，そしてそうした相互理解をもとに連携して働く「IPC・IPW（多職種連携協働・実践）」の重要性が注目されています．本シリーズは，そうした連携のために必要不可欠な概念として注目されている「IP（インタープロフェッショナル）」の教科書です．

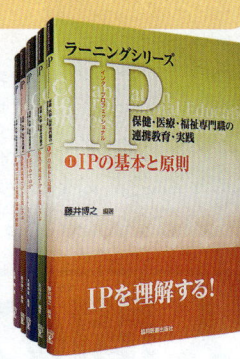

【全5巻】
すべてB5判・2色刷

❶ **IPの基本と原則**
　藤井博之 ●編著
　112頁　定価（本体2,000円＋税）　ISBN 978-4-7639-6029-0

❷ **教育現場でIPを実践し学ぶ**
　矢谷令子 ●編著
　132頁　定価（本体2,800円＋税）　ISBN 978-4-7639-6030-6

❸ **はじめてのIP**
　連携を学びはじめる人のためのIP入門
　大嶋伸雄 ●編著
　240頁　定価（本体2,600円＋税）　ISBN 978-4-7639-6031-3

❹ **臨床現場でIPを実践し学ぶ**
　藤井博之 ●編著
　128頁　定価（本体2,800円＋税）　ISBN 978-4-7639-6032-0

❺ **地域における連携・協働 事例集**
　対人援助の臨床から学ぶIP
　吉浦 輪 ●著
　168頁　定価（本体2,400円＋税）　ISBN 978-4-7639-6033-7

IPを学ぶ学生，専門職種，研究者など，あるいはその学習環境に応じて①IPの理論研究，②教育現場での教授ツール，③学生・初学者向けの入門テキスト，④臨床現場での体制づくりのためのガイド，⑤事例集というそれぞれ特徴的なアプローチによる全5巻構成になっています．さらに，異なる巻同士で互いの内容に関連性がある箇所には「リファレンス」を設け，より深い学習が可能です．

◆理学療法学習・臨床実習に必須のテキスト

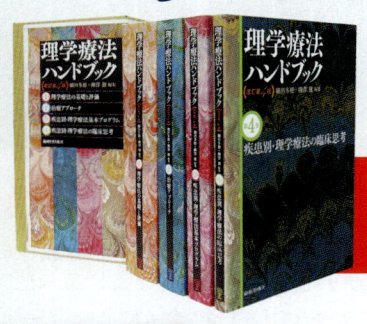

理学療法ハンドブック 改訂第4版

【全4巻】細田多穂・柳澤 健●編集

基礎から臨床までを一望できる，理学療法学習・臨床現場での全てを網羅した必携書です．実際の臨床から症例発表のポイント，カルテの書き方までを疾患ごとに把握できるケーススタディを紹介する巻が新たに加わりました．

セットでご購入の場合，5,000円(税抜)もお得です
全4巻セットの場合
特別定価（本体 22,000円＋税） ISBN 978-4-7639-1060-8〈分売不可〉

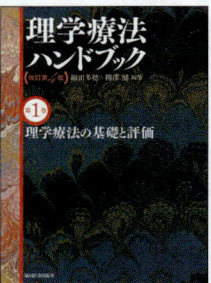

第1巻 理学療法の基礎と評価
理学療法士が知っておくべき基本的な知識や考え方，ならびに，病態について理解・説明していく際に必要な医学知識がまとめられています．
B5判・1,204頁
定価（本体8,000円＋税）
ISBN 978-4-7639-1056-1

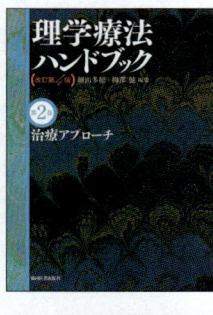

第2巻 治療アプローチ
臨床的意義から治療の実際まで，最新知見を交えつつ，治療アプローチの全貌が示されています．
B5判・882頁
定価（本体7,500円＋税）
ISBN 978-4-7639-1057-8

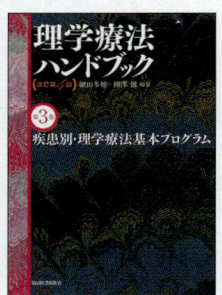

第3巻 疾患別・理学療法基本プログラム
代表的な疾患に関して，最新知見を反映しつつ，基本的なプログラムの紹介を中心に簡潔に整理されています．
B5判・698頁
定価（本体7,000円＋税）
ISBN 978-4-7639-1058-5

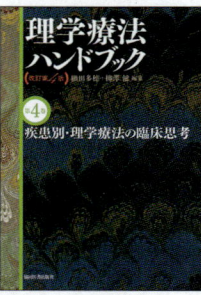

第4巻 疾患別・理学療法の臨床思考
充実したシングルケーススタディが紹介され，在宅，通院，施設など，多様な勤務形態で働く理学療法士にとって役立つ内容になっています．
B5判・330頁
定価（本体4,500円＋税）
ISBN 978-4-7639-1059-2

人間の運動学　ヒューマン・キネシオロジー

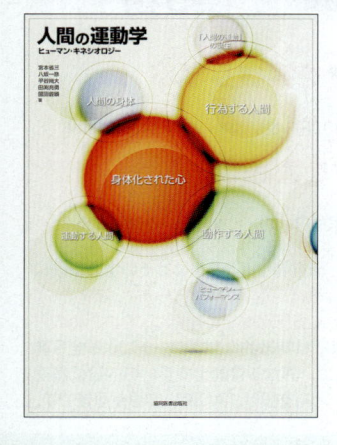

宮本省三・八坂一彦・平谷尚大・田渕充勇・園田義顕●共著

運動器の解剖・生理学，関節運動学，運動心理学，運動発達学など，教育課程で習得する基礎知識にとどまらず，臨床での運動分析や評価，病態解釈に欠かせない脳科学，認知科学の知識までを全網羅した画期的な内容．教育と臨床との間の垣根をとりはらった，「運動の専門家」のための新時代の運動学テキスト．

［目次］
序章　■「人間の運動」の誕生〜サルからヒトへの奇跡
第1部　人間の身体
第1章　■身体の解剖学／第2章　■身体の運動学／第3章　■身体の神経学／第4章　■身体の生理学
第2部　運動する人間
第5章　■肩関節の運動／第6章　■肘関節と前腕の運動学／第7章　■手関節の運動学／第8章　■手指の運動学／第9章　■股関節の運動／第10章　■膝関節の運動／第11章　■足関節と足部の運動／第12章　■脊柱と頭部の運動
第3部　動作する人間
第13章　■発達の運動学／第14章　■姿勢と動作の運動学／第15章　■歩行の運動学
第4部　行為する人間
第16章　■行為のニューラルネットワーク／第17章　■行為の運動学習／第18章　■行為システム
第5部　身体化された心
第19章　■運動の鍵盤支配型モデルを超えて／第20章　■空間を生きる／第21章　■コミュニケーション行為／第22章　■人間は"意識"を動かして行為する
終章　■ヒューマン・パフォーマンス

B5判・804頁・2色刷　定価（本体8,000円＋税）　ISBN 978-4-7639-0039-5

頸髄損傷のリハビリテーション 改訂第3版

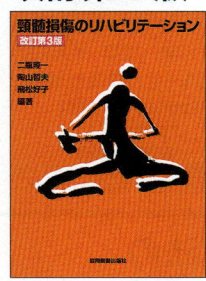

二瓶隆一・陶山哲夫・飛松好子●編著
A4判・344頁・2色刷
定価（本体5,500円+税）　ISBN 978-4-7639-0040-1

頸髄損傷の基本的な病態の知識はもちろん，疫学，急性期・回復期のリハビリテーションの実際，歯科も含めた健康管理・維持のポイント，心理的側面，復学や就労，スポーツなどの社会生活，そして最新の研究動向まで，全過程・全側面に関して，第一線で活躍する専門スタッフの知識と経験がこの一冊に詰まっています．多職種との連携にも，当事者や家族の方との情報共有にも役立つテキストです．

疼痛の認知神経リハビリテーション

C.ペルフェッティ・F.パンテ・C.リッツェッロ・M.ゼルニッツ●編著
小池美納・朝岡直芽●訳　江草典政・宮本省三●監訳
B5変判・312頁　定価（本体5,000円+税）
ISBN 978-4-7639-1087-5

本書は疼痛のリハビリテーション治療の最新の方法を提供します．理論書であるとともに充実した実践書でもあり，治療の具体的な経過と臨床思考を丁寧に解説しています．

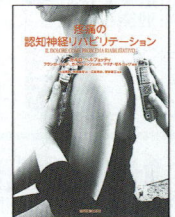

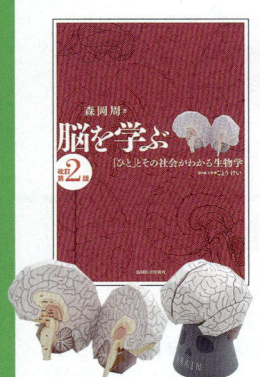

森岡 周の「脳」レクチャー・シリーズ
脳を学ぶ 改訂第2版
「ひと」とその社会がわかる生物学

森岡 周●著　紙工作モデル製作●ごとうけい
A4判・142頁・2色刷（付録紙工作4色刷）
定価（本体3,400円+税）
ISBN 978-4-7639-1073-8

神経科学の基礎から「社会脳」まで，初版のボリュームを倍増させて脳科学学習の全領域をカバーした充実の内容です．好評の「コラム記事」も倍増．好評の付録「脳の紙工作モデル」も巻末に付けました．

片麻痺を治療する［Ⅰ］体幹
座位，起立，立位のリハビリテーション

宮本省三●著
B5変判・326頁　定価（本体5,000円+税）
ISBN 978-4-7639-1084-4

座位は，立位・歩行・手作業など全ての活動の質を左右します．本書は脳科学の知見も踏まえて体幹の新しい見方を提示し，機能回復，生活行為の向上につながる具体的な治療技術を詳述しています．

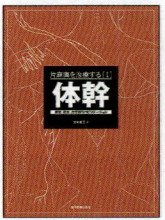

発達を学ぶ 人間発達学レクチャー

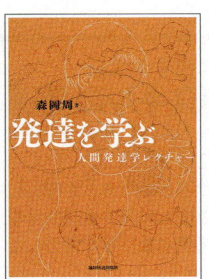

森岡 周●著
A4判・164頁・2色刷　定価（本体3,400円+税）
ISBN 978-4-7639-1077-6

発達を複数の視点から理解する方法を，わかりやすく解説しています．発達学の教科書で手薄だったブレインサイエンスの理論的根拠も漏れなく解説．さらに，基礎的な知識から最先端の知識まで，読者の興味を引きつける幅広い内容のコラムが充実．小児医療，小児看護，保育，特別支援教育に携わる人々にとっても汎用的に活用できる教科書です．

リハビリテーションのための 脳・神経科学入門 改訂第2版

森岡 周●著
A5判・244頁　定価（本体2,800円+税）
ISBN 978-4-7639-1079-0

リハビリテーション専門家にとって必須の脳・神経科学の知見を紹介した初版を，9割近くの内容を一新し大改訂！ 脳・神経科学の知識を基に治療を行っていく時代を目指すベースとなる知識を網羅しています．

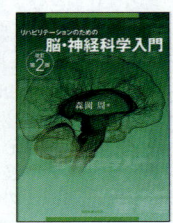

コミュニケーションを学ぶ
ひとの共生の生物学

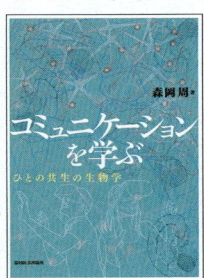

森岡 周●著
A4判・140頁・2色刷　定価（本体3,400円+税）
ISBN 978-4-7639-1083-7

本書は，人間とその社会との成り立ちをコミュニケーションという観点から解説しています．さらに本書では，従来のコミュニケーション理解からさらに一歩進み，人間の脳機能の進化が飛躍的に発達させた人間行動の特徴としてコミュニケーションを捉え直し，そのオートポイエティックな働きとして人間の意識や社会づくりを解説しています．

【最新刊】高次脳機能の神経科学とニューロリハビリテーション

森岡 周●著
A5判・380頁　定価（本体4,000円+税）
ISBN 978-4-7639-1089-9

複雑な高次脳機能障害に対するリハビリテーション治療の中では，複眼的な視点から人間の本質を探求する諸科学の知見を活かしていくことが必須となり，本書はそのための指針を提供しています．

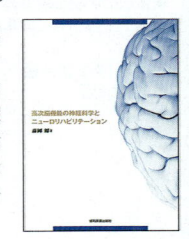

系統別・治療手技の展開 改訂第3版

感覚器系-外皮／リンパ系／結合組織（非収縮組織）と筋系／
関節系／神経系／その他の治療手技　　竹井 仁・黒澤和生●編集

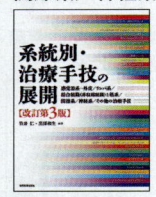

基礎系の記述を一本化して整理したためいっそうわかりやすく、卒前教育での専門基礎科目の教科書としてさらに使いやすくなりました．また，各手技の入門的な解説書としても十分な内容が盛り込まれています．

四六倍判・522頁・2色刷　　定価（本体6,500円＋税）
ISBN 978-4-7639-1075-2

図解 関節・運動器の機能解剖 全2巻

J. Casting 他●著　井原秀俊・中山彰一・井原和彦●共訳

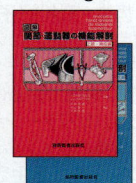

理解しやすい斬新なイラストで学ぶ機能解剖学のロングセラー書．関節・運動器の形態と機能を身近なモノの構造や運動にたとえたイラストでわかりやすく解説．

上肢・脊柱編
B5判・200頁
定価（本体4,200円＋税）
ISBN 978-4-7639-1005-9

下肢編
B5判・170頁
定価（本体3,800円＋税）
ISBN 978-4-7639-1006-6

計測法入門　計り方，計る意味

内山 靖・小林 武・間瀬教史●編集

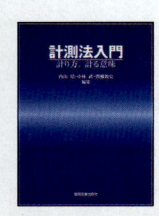

計測を評価や治療の効果を説明するための便利な道具として位置づけ，臨床テーマに計測法をいかに活用するかについて，豊富な事例を示しながら解説したわが国唯一のガイドブックです．

B5判・388頁　　定価（本体5,500円＋税）
ISBN 978-4-7639-1030-1

理学療法・作業療法のSOAPノートマニュアル 第2版

問題志向型診療記録の書き方

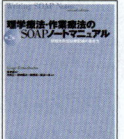

Ginge Kettenbach●著　柳澤 健●監訳

問題志向型診療記録の書き方であるSOAP書式を理学療法士・作業療法士が学ぶためのワークブックです．

B5判・262頁　　定価（本体4,000円＋税）
ISBN 978-4-7639-1026-4

臨床評価指標入門　適用と解釈のポイント

内山 靖・小林 武・潮見泰藏●編集

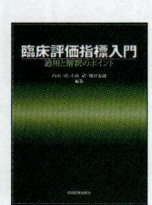

計測に関する定番テキスト『計測法入門』の好評姉妹編．臨床で使用されるさまざまな検査や測定などの評価指標の正しい意味を理解・活用するための基本的な知識をまとめたガイドブックです．指標の信頼性や妥当性の検証，データ解釈のポイントなどを詳細に解説．

B5判・344頁　　定価（本体5,500円＋税）
ISBN 978-4-7639-1035-6

写真でみる 乳児の運動発達

生後10日から12カ月まで
Lois Bly●著　木本孝子・中村 勇●共訳

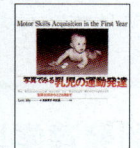

乳児の驚異的な運動発達を，ベテランセラピストが出生直後から1年間にわたり写真で捉えた力作です．赤ちゃんの動きを通して発達の基本と本質を学べ，すべての学生にとって役立つ一冊です．

A4判・310頁　　定価（本体5,500円＋税）
ISBN 978-4-7639-2070-6

認知症の正しい理解と包括的医療・ケアのポイント 第3版

快一徹！　脳活性化リハビリテーションで進行を防ごう
山口晴保●編著　佐土根朗・松沼記代・山上徹也●著

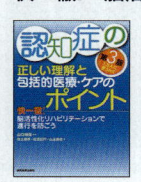

認知症の病態や症状をよく理解し，高齢者の抱える心の問題を共有し，地域包括ケアの時代に即した多職種による包括的医療・リハ・ケアを提供するための具体的方法を示す．

B5判・404頁　　定価（本体3,500円＋税）
ISBN 978-4-7639-6027-6

ボエーム・ワークショップ・公式テキスト 機能的姿勢──運動スキルの発達

誕生から1歳まで　　Regi Boehme 他●編著　高橋智宏●監訳
太田真美・佐野幹剛・西 範子・松本憲吾・毛利あすか●共訳

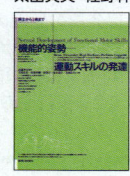

発達に障害をもつ子どもたちを治療的に援助するため，生後1年間の機能的な運動スキルの発達の流れを丁寧に解説した定番テキストです．

B5判・290頁　　定価（本体4,500円＋税）
ISBN 978-4-7639-2067-6

書籍のご注文にあたって

- 掲載書籍は全国の医学書専門店、弊社常備特約店で取り扱っております．店頭にない場合は，専門店や特約店に限らず，その他の書店につきましてもご注文いただければお取り寄せが可能です．
- お近くに書店がない場合は，直接弊社へご注文ください．また，弊社ホームページ上からもご注文いただけます．書籍をお送りする方法には、①郵便振替用紙での払込後に郵送，②代金引換の宅配便，がございます．なお，①②とも送料をご負担いただきますので，予めご了承ください．
- 表示の価格は本体価格です．別途，消費税が加算されます．
- 落丁，乱丁などの事故品は，ご購入書店または弊社でお取替えいたします．

ご用命はぜひ当店へ
取り扱い店

■各種お問い合わせはこちらまで

株式会社 協同医書出版社

〒113-0033
東京都文京区本郷 3-21-10

電話　▶03-3818-2361（代表）
FAX　▶03-3818-2368（代表・編集部）
　　　▶03-3818-2847（営業部）
郵便振替　00160-1-148631
E-mail ▶ kyodo-ed@fd5.so-net.ne.jp（編集部）
　　　　　kyodo-se@fd5.so-net.ne.jp（営業部）
HP ▶ http://www.kyodo-isho.co.jp/

Assessment（A）：評価の書き方：I—問題点リスト：ワークシート1

パートI．これは患者について書かれたノートです．

診断：右大腿骨頸部骨折〔日付け〕．右人工股関節挿入〔日付け〕．

S：主訴：立位での右股関節の痛み．病歴：自宅にて転倒し，股関節を浴槽に強打．以前に（リハの）治療経験なし．家屋状況：アパートに単身（エレベーターあり）．カーペット敷き，縁石を跨ぐ必要がある．以前の機能レベル：入院前は生活は自立しており，補装具なしで歩行可能．患者のゴール：短期は，帰宅して右股関節が癒えるまでの間，孫娘が同居．長期は以前の生活に戻る，補装具なしで歩くことができる．

O：上肢および左下肢：移乗動作：軸足回旋による車椅子・マット間，背臥位・座位間は要中介助1名．座位・立位間は要軽介助1名．歩行：平行棒内で要軽介助1名．約6mを1回，右下肢への部分荷重は50%．患者は約6mの歩行後に顔色が悪くなり嘔吐する．看護部門に連絡し，患者は直ちに部屋へ戻る．自動関節可動域：右肘伸展 −5° である以外は正常範囲内．筋力：全体的に 4+/5（筋群のテスト）．右下肢：自動関節可動域は正常範囲内．筋力は少なくとも全体的に 3/5：最近の外科的処置のためにこの日はそれ以上評価していない．

A：問題点リスト：

1. _____
2. _____
3. _____
4. _____

問題点リストを完成しなさい．

    A．Sの主訴の部分に注目しなさい．患者の問題点のひとつに気づくでしょう．その問題点をここに書きなさい．

    _____

    B．Oの上肢および左下肢の部分に注目しなさい．肘伸展の問題点に気づくでしょう．その問題点をここに書きなさい．

    C．筋力が正常（5）でないことにも気づくでしょう．この患者が83歳と仮定しなさい．非障害側の筋力が 4+/5 というのは83歳の人にとって機能的です．それゆえ，この点は問題点としてリストには挙げません．

    D．右下肢の部分に注目しなさい．あなたが述べることができる範囲では，すべてが正常範囲内で機能的です．患者はこの部分には真の問題点がないために，あなたはこの部分から

SOAPノート・マニュアル

問題点リストに何も書かないでしょう．

E. 移乗動作：患者は自立していません．この問題点を明確かつ簡潔にここに書きなさい．

_____

F. 歩行：患者の歩行の状態に注目しなさい．自立していますか？ そうでなければ，問題点をここに書きなさい．

_____

優先順位の設定

　ゴールを達成するために，患者は移乗および歩行動作が可能である必要があります．移乗能力は，家庭生活にとってより必要で重要な技能の領域です．これらの問題点を問題点番号1と2として上のリストに書きなさい．疼痛を伴う問題点は歩行および移乗動作を開始すれば減少するでしょう．しかし，疼痛は移乗および歩行動作を妨げます．肘関節伸展 $-5°$ という問題点は，患者の最近の損傷よりも前から存在します．これは大きな問題点ではなく，移乗と歩行の機能を妨げてはいません．それゆえ，肘伸展の問題は最後になります．3番目と4番目の問題点を上の問題点リストに書きなさい．

パートII. 以下はあなたが患者のチャートを読み，質問および評価を行っている間にざっと書き留めたメモです（メモをとる間，病院で承認された略語リストは調べていません）．

チャートから

　うっ血性心不全
　動脈硬化性心疾患の病歴
　退行性関節炎の病歴

主観的聞き取りから

　主訴——全体的な弱化
　　　——疲労
　これ以上の評価はしていない——評価不能な精神状態のため

実施した客観的検査から

見当識——人——○
　　　　——場所——×
　　　　——時間——×
　　　　——日付——×

時々，興奮気味で理屈っぽい

座位・立位間の移動には1名の軽い介助が必要

上肢および下肢筋力は少なくとも3/5（筋群のテスト）——それ以上の評価は不可——精神状態

下肢の自動・他動関節可動域は正常範囲内

上肢の自動・他動関節可動域は，両側ともに肩外転約90°，屈曲約100°であること以外は正常範囲内

自動関節可動域＝他動関節可動域

全荷重——平行棒内の後，立位で1分を2回——1名の軽い介助

立位2回の後で疲労——他の評価は延期——評価不能な精神状態のため

この情報をノートの問題点，S，Oの部分に書きなさい．

SOAP ノート・マニュアル

以下は上の情報から問題点，S，O までを書いたノートの一例です（注意：ノートの正しい書き方はこれに限られるわけではありません）．

診断：うっ血性心不全．動脈硬化性心疾患と退行性関節炎の病歴．

S：主訴：全体的な弱化および疲労．経過/家庭・家屋状況/以前の機能レベルおよびゴール：評価不能な精神状態のために評価していない．

O：移乗動作：座位 ↔ 立位は1名の軽介助．

筋力：下肢および上肢筋力は筋群あたりの評価として少なくとも3/5；それ以上の評価は精神状態のため不可．

自動および他動関節可動域：両側肩外転約90°および肩屈曲約100°を除いて上下肢は正常範囲内．

歩行：平行棒内全荷重立位を1分間に2回，1名の軽い介助が必要．

持久力：立位を2回の後で疲労；他の評価は延期．

見当識：人は問題なし，場所，日時，時間は混乱；時々，興奮気味で理屈っぽい．

A: 問題点リスト：

1. _____
2. _____
3. _____
4. _____

問題点リストを完成しなさい．

　A．ノートのSの部分に注目しなさい．患者の何らかの訴えがノートのOの部分により立証されますか（あなたは患者の訴えを問題点リストに記述するのをノートのOの部分を確認するまで待つことになります）．

　B．移乗動作：患者は自立していますか？していなければここに問題点を書きなさい．
　　　_____

　C．筋力：特に問題がありますか？（あなたは患者の混乱した精神状態のために，この点について今後も通常の方法で評価することはできません．それゆえ，現時点では問題点としてリストに挙げる必要はありません．もし，今後患者にとって問題となることが示せるならば問題点リストに加えてかまいません）．

　D．関節可動域：これは正常範囲内ではありません．しかし，この問題の重要性は患者の生活習慣や両側肩関節の自動完全屈曲・外転の必要性によります．今はここに書きなさい．
　　　_____

　E．歩行：患者の歩行の状態に注目しなさい．患者は歩行が自立していないことが明かです．この問題をここに書きなさい．

第8章　Assessment（A）：評価の書き方：I—問題点リスト

F. 持久力：これは問題点としてSおよびOの両方に挙げられています．問題点をここに書きなさい．

G. 見当識：患者の見当識と精神状態は治療の進行を妨げるかもしれません．この点が問題である間は，治療で解決できるものではありません（精神状態を問題点リストに含めるかどうかはセラピストの間で議論となるところです．この点については，あなたが理学療法士であるか作業療法士であるか，またあなたが現実の見当識に関するプログラムに携わっているかどうかによります）．

優先順位の設定

1. 患者は，たとえ自宅で誰かに介助される場合であっても，機能的であるためには移乗動作ができなければなりません．これを問題点リストの1番に書きなさい．
2. 歩行動作は，自宅に退院する前に獲得すると非常に有利な機能的技能です．これを問題点リストの2番に書きなさい．
3. この患者の持久力は明らかに増大する必要があります．このケースでは，持久力の増大は機能的な歩行の獲得を伴ないます．これを問題点リストの3番に書きなさい．
4. 関節可動域の減少は，患者の生活習慣によっては機能の妨げとなるかもしれません．患者の精神機能レベルを考えると関節可動域は深刻な問題にはなりませんが，それでもなお問題点リストに挙げなければなりません．この問題点は4番目とし，機能への影響の度合いは家族から調査しなければなりません．

解答例は付録Aを参照．

Assessment（A）：評価の書き方：I—問題点リスト：ワークシート2

パートI. 以下はあなたが患者のチャートを読み，質問および検査を行っている間にざっと書き留めたメモです（メモをとる間，病院で承認された略語リストは調べていません）.

チャートから

右大腿骨近位部骨折〔日付け〕
ロングプレートおよびスクリューによる観血的整復内固定
17歳女性

主観的聞き取りから

立っている間，目眩を訴える――立位を2-3回行った後で治まる
創部に重度の疼痛を訴える（10段階の8, 10が最も強い）
右下肢を動かすのが困難であると訴える
落馬〔日付け〕――「足をひどく打った」
入院前は補装具は使っていない
両親および2人の兄と同居
家に入るまでの段差4段，家の中はカーペット，寝室は1階
乗馬や学校の役員活動で非常に活発
ゴール（短期）――退院後速やかに復学するために，松葉杖で17段の階段昇降に加え，長距離の歩行.
ゴール（長期）――乗馬の再開

実施された客観的検査から

上肢の自動関節可動域は正常範囲内
上肢筋力は全体的にN
左下肢の自動関節可動域は正常範囲内
左下肢の筋力は全体的にN
右下肢の自動関節可動域は正常範囲内

SOAP ノート・マニュアル

右下肢筋力——足関節周囲筋は N——股関節および膝関節周囲筋は少なくとも F（それ以上の評価は最近の外科的処置のため不可）

背臥位から座位：自立

座位から背臥位：軽介助 1 名

平行棒内での座位・立位間——軽介助 1 名

車椅子・マット間——軽介助 1 名

立位のみ——平行棒内——右下肢完全免荷——約 2 分を 3 回——軽介助 1 名

血圧：1 回目——立位前　　　　　110/70
　　　　　　　立位直後　　　　　80/40
　　　　　　　座位に戻り 3 分後　110/70
　　　2 回目——立位前　　　　　110/70
　　　　　　　立位直後　　　　　90/50
　　　　　　　座位に戻り 3 分後　112/72
　　　3 回目——立位前　　　　　110/72
　　　　　　　立位直後　　　　　105/68
　　　　　　　座位に戻り 3 分後　110/70

この情報をノートの問題点，S，O の部分に書きなさい．

_____
_____
_____
_____
_____
_____
_____
_____
_____
_____
_____
_____
_____
_____
_____
_____
_____

第8章　Assessment（A）：評価の書き方：I—問題点リスト

_____
_____
_____
_____
_____
_____
_____
_____
_____
_____

　このワークシートの最後のページに，問題点，S，Oまでを記入したノートがあります．それを参照してあなたがノートを正しく書けたかどうか確認してからワークシートを続なさい．

A: 問題点リスト

1. _____
2. _____
3. _____

問題点リストを完成しなさい．
- A. 主観的知見に注目しなさい．それらがノートのOの部分で扱われているかどうかを意識しなさい（2つはOの部分で扱われています．もしなければ，それらを問題点リストに追加する必要があります．疼痛はどこにも扱われていません）．問題点をここに書きなさい．
_____
- B. 上肢および左下肢：何か異常がありますか？（異常はないので，これらの肢に関する見解は問題点には含めません）．
- C. 右下肢：何か異常がありますか？（右股関節および膝関節周囲筋の筋力はわかりませんが，さらに評価することはできません．評価されたすべての領域がその時点では正常範囲内でした．それゆえ，リストに含める右下肢の問題点はありません）．
- D. 移乗動作：何か異常がありますか？（患者はいくつかの移乗動作で介助を必要とします）．問題点をここに書きなさい．
_____
- E. 歩行：何か異常がありますか？（患者は歩行が自立していません）．問題点をここに書きなさい．
_____

F. バイタルサイン：何か異常がありますか？（患者の血圧は最後に立った時には安定しており，すでに問題点ではありません；それゆえ，この点は問題点リストには含めません）．

優先順位の設定

1，2. 患者は歩行と移乗動作が自立していません．両者とも重要で機能的なものですが，移乗動作の方がより基本的な機能的技能であることから優先されます（注意：他のセラピストは同意しないかもしれません）．これらの2つの問題点をリストの1と2に書きなさい．

3. 疼痛は歩行や移乗動作よりも下位となります．疼痛は時間経過および患者の機能的活動に伴い減少することが予測されます．これを問題点リストの3に書きなさい．

パートII. 上記と同じ情報を用いて機能的帰結SOAPノート書式で書き直しなさい（ヒント：リストに挙げた問題点だけが機能的な問題であることを思い出してください）．

第8章　Assessment（A）：評価の書き方：I—問題点リスト

_____
_____
_____
_____
_____
_____
_____
_____
_____

解答例は付録Aを参照．

これは，問題点，S，Oまでの情報を記入したノートです．

問題点：17歳女性．右大腿骨近位部骨折〔日付け〕．ロングプレートとスクリューによる観血的整復内固定〔日付け〕

S：主訴：立っている間，目眩を訴える．立位を2–3回行った後で治まる．創部の重度の疼痛（10段階評価の8, 10が最も強い）を訴える．右下肢を動かすことが難しいと訴える．病歴：乗馬中，落馬〔日付け〕し，「足をひどく打った」．入院前は補装具は一切用いていない．家庭状況：両親および2人の兄と同居．1階建ての家で入口は4段，家の中はカーペット．以前の機能レベル：乗馬や学校の役員活動で非常に活発．患者のゴール：（短期）退院後できるだけ早く復学するために，松葉杖使用により17段の階段昇降と長距離の歩行ができるようになる．（長期）乗馬の再開．

O：上肢および左下肢：自動関節可動域は正常範囲内．筋力は全体的に5（N）．右下肢：自動関節可動域は正常．筋力は足関節周囲は5（N），股関節および膝関節の周囲筋によるコントロールは少なくとも3（F）；股関節および膝関節は最近の外科的処置のためそれ以上評価していない．移乗動作：背臥位から座位は自立．座位から背臥位，平行棒内での座位・立位間，車椅子・マット間は要軽介助1名．歩行：平行棒内立位，右下肢完全免荷で約2分を3回，要軽介助1名．バイタルサイン：血圧は以下のとおり．

測定回数	立位前	立位直後	座位に戻り3分後
1	110/70	80/40	110/70
2	110/70	90/50	112/72
3	110/72	105/68	110/70

第9章

Assessment（A）：評価の書き方：II—長期ゴールと予測される機能的帰結

　長期ゴールはノートの評価（A）の項目の一部分です．これらは治療により達成される最終的な成果について述べたものです．一度，問題点リストが設定されると，患者の長期ゴールが設定されます．
　予測される機能的帰結は長期ゴールを特殊化（限定）したものです．この章では最初に長期ゴールを扱い，その後で予測される機能的帰結について説明します．

ゴールを記述する理由

　ゴールを記述する目的は以下のとおりです．

1. 患者のニーズや問題点に応じた治療計画を援助する．
2. 治療の優先順位を決定し効果を判定する．
3. コスト効率の監視を援助する（保険会社等への請求のため）．
4. 患者の治療ゴールを他の保健医療専門職に伝達する．

ゴールの構成

　長期ゴールを書く前に，ゴールの書き方の初歩を知っておくことが必要です．教育目標と同様に，患者治療の適正なゴールには4つの要素が含まれます．
　A. 主体（誰が技能を示すか）

B. 行動（何をするか）
C. 条件（どのような環境の下でか——患者がその行動を実践するために提供されることが必要な，または利用可能であることが必要な場所，機器，その他）
D. 程度（どれくらい適切に行動がなされるか——距離，反復回数，筋力の段階，ROM の角度，たとえば具体的に知りたい改善量）

主体

ほとんど患者が主体となります．しかし，「患者は妻と一緒に，補装具なしで階段や段差の昇降が自立するであろう」というように，主体が家族，または家族と一緒の患者となる場合があります．しばしば主体はゴールの記述の中で明記されず，必ずしも「患者は…を示すであろう」，「患者は…となるであろう」と表現する必要はありません．

主体は決してセラピストのことではありません．ゴールは患者志向であって，セラピスト志向ではありません．

行動

これは通常は動詞であり，しばしば行動の対象が後に続きます．行動の対象はしばしば長期ゴールにおける機能的行動です．行動の対象は，ゴールが達成されたときに文書化することが可能であるように，正確に測定できるまたは正確に記述できるものでなければなりません．たとえば，「患者は常に頭部のコントロールを示す」というようなものです（行動：示す，行動の対象：頭部のコントロール）．

時には行動が省略され明示されないこともあります．たとえば，"Indep *amb* & *transfers* to provide Pt. indep mobility within his home. ＜訳＞自宅での移動の自立のための歩行および移乗動作の自立"（述べられていない行動：示す demonstrate，行動の対象：歩行 amb および移乗動作 transfers）[*1]．

行動は常に活動を表す動詞で述べます．"です（be）" や "知る（know）" などの動詞は観察可能または測定可能な活動を記述しないので用いません．示す，記入する，述べるなどが使用されます．

条件

これは，行動が実行されなければならない状況，または行動の発現に必要な条件のことです．たとえば，「自宅での移動の自立を獲得するために，3 週間以内に平地および段差の歩行器使用による距離を限定しない歩行を自立」．このようなタイプの歩行を行うために，歩行器，平地，段差が利用可能でなければなりません．

[*1] 訳者注：完全な文章は，"Pt. will demonstrate indep amb & transfers to provide Pt. indep mobility within his home."

時に，状況が明示されないことがあります．もし，「疼痛のない右下肢の正常自動関節可動域と筋力」がゴールとして設定されたならば，あなたが角度計を所有しており，筋力は徒手筋力検査で測定されることを暗黙裡に示しています．

程度

ゴールの最も長い部分です．これは最小の数値（例：12 m），割合（例：3/4 回），定められた標準値からの何らかの制限または逸脱（例：筋力 4+），または著しい成果を示したあらゆる場合の特徴（例：Cybex で測定した右下肢筋力は左と等しい）などです．

ゴールを記述する場合には，到達度は写実的，測定可能または観察可能な形で表し，達成される特定の期間を指定しなければなりません．また，可能な時には機能本位の目的で表現しなければなりません．機能本位の目的の検討や期間の設定については以降の項に従います．

上に示したゴールの例に注意してください：「距離が限定されずに（測定可能），3 週間以内に（期間），自宅での移動に関する自立を得るために（機能本位の目的），平地および段差の歩行器による歩行の自立」．

同じゴールのすべての分析を以下に示します：「距離が限定されず，3 週間以内に，自宅での移動に関する自立を得るために，平地および段差の歩行器による歩行の自立」．

A. 患者
B. 歩行する（歩行を示す）
C. 歩行器（患者に提供されなければならない）
　 平地および段差（これらが利用できなければならない）
D. 距離が限定れず（測定可能）
　 自立（観察可能）
　 3 週間以内（期間）
　 自宅での移動に関する自立を得るために（機能的）

別の例として，「家庭で頭上の棚へ手をのばす動作を改善するために，右肘伸展の自動関節可動域を 2 週間以内に −10° へ増大」

A. 患者
B. 右肘伸展の自動関節可動域増大
C. 角度計が利用できるものと仮定される
D. −10°（測定可能）
　 2 週間以内（期間）
　 患者が家庭で頭上の棚へ手をのばす動作を改善（機能的）

機能本位の目的

　最後の機能本位の目的をゴールに追加しない病院・施設もあります．上記の例のように機能本位の目的をゴールに含める利点は，保険会社等にゴールの機能的根拠を通知できることです．たとえば上記の例でいうと，専門職の間では，患者のごくわずかな肘伸展の自動関節可動域では頭上の棚へ手をのばす動作は不可能であると知られていますが，ノートを見るのが医学知識のない人々の場合，可動域を示しただけでそれを理解できるとは限りません．

　治療の究極のゴールは患者をより機能的な状態にすることなので，一般に長期ゴールでは機能本位の目的で治療結果を明文化することが大変重要です．

期間

　長期ゴールは，患者にとって1週間，1ヵ月，1年，ないしそれ以上の期間を有する機能的なゴールであり，診断名や全身状態および治療の設定により異なります．期間の設定はセラピストが患者をみる全体の期間です．たとえば急性期の状況では，患者をみるのはわずか3～5日であり，長期の小児施設では1年ないしそれ以上です．

　期間の設定：患者がどれくらい早く良くなるかを予測するには臨床経験が必要です．長期ゴールの特定の期間の設定は，特に経験の少ないセラピストにとっては難しいものになります．経験豊富なセラピストでも，常にゴール達成に必要な時間を正確に予測できるわけではありません．もし患者が設定された期間内にゴールに到達しなければ，長期ゴールを修正します．ケース会議，臨床指導者，スタッフ，評価記録は，経験を積むまでの間，長期ゴール設定のための参考として役立ちます．現実的な期間の設定を学ぶ間は，忍耐強くあることです．

明快さ

　ゴールの書き方が不十分であると，治療の目的について明確に伝わりません．ゴールの書き方が不十分な例を以下に示します．それぞれ適切な例と比べてください（これらは，それぞれの不十分な例に対する適切な書き方の一例です）．

SOAPノート・マニュアル

■ 例 ■

良くない書き方	適切な書き方
↑ ROM ＜訳＞可動域の増大	↑ Ⓡ shoulder flexion AROM to 0–180° p̄ 2 wks. to enable Pt. to return to gymnastics competition. ＜訳＞患者を体操競技に復帰させるために，右肩屈曲の自動関節可動域は2週間後に0–180°に増大．
↓ Pain ＜訳＞疼痛の低下	↓ Low back pain intensity to 5 on a pain scale (0 = no pain, 10 = worst possible pain) p̄ 10 days of Rx to ↑ pt.'s ability at to sit 4 hrs. at work. ＜訳＞仕事で4時間座位をとる能力を向上させるために，10日間の訓練後に腰痛の強度を10段階評価の5に低下する（0＝疼痛なし，10＝最も強い）．
Improve gait pattern ＜訳＞歩行パターンの改善	Pt.'s gait pattern c̄ prescription AFO will be WNL c̄ equal wt. bearing bilat LEs p̄ 1 wk. of gait training to decrease Pt.'s rate of falling. ＜訳＞転倒頻度減少のための訓練開始1週間後に，両下肢に均等に体重を負荷して，AFOを処方しての患者の歩行パターンは正常範囲内となる．
↓ Swelling Ⓡ ankle ＜訳＞右足の腫れの減少	↓ Ⓡ ankle circumferential measurements by 1 cm/measurement at the level immediately inferior to the malleoli to ↑ Pt.'s indep in gait. ＜訳＞歩行時の自立性を高めるために右足関節果部直下レベルでの周径が1 cm減少．
↑ General strength ＜訳＞全体的な筋力増大	↑ General strength of UEs to 4/5 throughout bilat p̄ 2 wks. of Rx to improve Pt.'s ability to lift cooking pots & pans when she cooks. ＜訳＞調理の際，料理用ポットや鍋を持ち上げる能力を改善するために，訓練開始2週間後に両側上肢の全体的な筋力を4/5に増大．

第9章　Assessment（A）：評価の書き方：II—長期ゴールと予測される機能的帰結

Promote functional use of Ⓡ extremities ＜訳＞右上下肢の機能的な使用を促進	↑ Active movement of Ⓡ UE & LE out of abnormal synergy patterns to improve use of Ⓡ UE & LE during feeding skills & gait. ＜訳＞摂食技能や歩行の間の右上下肢の使用を改善するために異常な共同パターン以外の右上下肢の自動運動を増大.
Indep amb ＜訳＞歩行の自立	Indep amb c̄ straight cane c̄ good knee control for 〜100 ft.×2 to enable Pt. to walk from bedroom to kitchen. ＜訳＞寝室から台所まで歩くことができるように，約30mを2回，杖を用いて，膝をうまくコントロールして歩行自立.
↑ Endurance in amb ＜訳＞歩行の持久力増大	Improve functional amb distance to 40 ft. ×2 c̄ use of O_2 s̄ abnormal ↑ in BP during amb to enable Pt. to walk from kitchen to bathroom & back. ＜訳＞患者が台所から寝室へ歩いて行き，また戻れるように，歩行中の血圧が異常に上昇することなく酸素を消費しての機能的な歩行距離を約12mを2回に改善.
Proper transfers ＜訳＞妥当な移乗動作	Pt. will perform indep sliding board transfers w/c ↔ mat c̄ correct placement of sliding board, removal & placement of armrest, & use of brakes 100% of the time. ＜訳＞患者は，ボードを適切な位置に置き，アームレストの脱着やブレーキの使用が適切で，設定した時間内で，スライディングボードを使用しての車椅子・マット間の移乗動作が自立.
Maintain ROM/strength ＜訳＞可動域/筋力の維持	Prevent ↓ in UE AROM & strength needed to keep Pt. indep in w/c propulsion & management. ＜訳＞車椅子の推進や操作の自立を維持するために必要な，上肢の可動域/筋力低下の防止.

　各々の適切でないゴールには，期間，治療で予測される帰結の数値（例：可動域の増大がどれくらいか？）やゴールの機能的帰結がありません．ゴールを明確にしていないものもあります（例：関節可動域の種類，疼痛の部位）．

修正

時折，(1) 患者の状態が変化し，当初設定した機能レベルへの改善の余地がなくなる恐れがある，(2) 患者の状態が変化し，当初の設定以上の機能レベルへの改善が可能，(3) 期間の設定が適切でなく修正すべき場合，に長期ゴールは修正が必要となるかもしれません．

問題点リストとの関係

一度，患者の聞き取りや検査が終了すると（ノートのSおよびOの部分），患者の主要な問題点が問題点リストに明らかにされます．これらの問題点に対し，長期ゴールが設定されます．1つの長期ゴールには問題点リストの1つ以上の問題点が対応します．長期ゴールを設定するとき，ゴールに関する患者の聞き取りの部分を考慮することも重要です．以下はあなたが前述の例を用いて書いた初期ノートです．

■ 例 ■

Dx: Degenerative arthritis Ⓡ knee. Ⓡ total knee replacement on (date).
S: c/o: severe pain c̄ AROM Ⓡ knee.
Hx: States hx of arthritis Ⓡ knee. Denies previous use of any type of assist. device.
Home situation: States lives c̄ his wife. Describes 1 step s̄ handrail to get into his 1-story home. States all floors are carpeted except the bathroom.
Pt.'s goals/prior level of function: Pt. is a carpenter & would eventually like to return to his job. Pt.'s immediate goal: to function indep at home c̄ crutches.
O: AROM: Ⓡ knee 30–45°. All other joints of UEs & LEs WNL.
Strength: 1+ /5 Ⓡ quadriceps. 2/5 Ⓡ hamstrings within limited AROM. Ⓡ gastrocnemius not assessed but is able to plantar flex throughout AROM. All other Ⓡ LE musculature of 4+ /5 strength. Ⓛ LE & UE musculature of 4+ to 5/5 strength throughout.
Transfers: Sit ↔ Stand & w/c ↔ mat (pivot) c̄ mod +1 assist. Supine ↔ sit c̄ min +1 assist. to move Pt.'s Ⓡ LE.
Amb: In // bars 10% PWB Ⓡ LE for ~10 ft × 2 c̄ mod +1 assist. & verbal cues.
A: Problem list:
　1. Dependence in transfers.
　2. Dependence in amb.
　3. ↓ AROM Ⓡ knee.
　4. ↓ Strength Ⓡ quadriceps & hamstrings.
　5. ↓ Endurance during amb.

第9章　Assessment（A）：評価の書き方：II—長期ゴールと予測される機能的帰結

<訳>
診断：右膝の退行性関節炎．右膝関節全置換術〔日付け〕
S：主訴：右膝自動関節可動域の重度の疼痛
病歴：右膝関節炎の病歴．以前に補装具を使用した経験はない．
家屋環境：妻と二人暮らし．1階建ての家の入口の段差は1段で手すりなし．浴室を除くすべての床はカーペット敷き．
患者のゴール/以前の機能レベル：患者の職業は大工で，最終的に職業復帰．患者の当面のゴール：杖使用による家庭内生活の自立．
O：自動関節可動域：右膝 30–45°．他の上下肢の関節は正常範囲内．
筋力：右大腿四頭筋 1+/5，右ハムストリングスは自動関節可動域の範囲内で 2/5．右腓腹筋は評価していないが自動関節可動域を通じて底屈可能．他の右下肢の筋は 4+/5．左下肢および上肢は 4+ から 5/5．
移乗動作：座位・立位間，車椅子・マット間（軸足回旋による）は1名による中介助．背臥位・座位間は右下肢を動かすため1名の軽介助．
歩行：平行棒内で右下肢 10% 部分荷重にて約 3 m を 2 回，1 名による中介助と口頭指示．
A：問題点リスト
1. 移乗動作が自立していない．
2. 歩行動作が自立していない．
3. 右膝自動関節可動域の低下．
4. 右大腿四頭筋およびハムストリングスの筋力低下．
5. 歩行中の持久力の低下．

長期ゴール（患者の退院の1週間前の時点までに何が達成されるか）を以下に示します．

1. トイレの出入り，背臥位・座位間，座位・立位間，椅子・ベッド間の移乗動作を3週間以内に自立して，家庭で日常生活活動を安全に行えるようになる（これは問題点1に対応する）．
2. 右下肢へ全荷重し，歩行器にて少なくとも平地歩行約 50 m を 2 回，および 1 段昇段自立して，3週間以内に家庭での歩行が機能的に自立可能（問題点2および5に対応する）．
3. 歩行自立のために必要な自動関節可動域を準備するために，右膝関節の自動関節可動域を3週間以内に 5–90°に増大（問題点3に対応する）．
4. 歩行自立のために必要な筋力を準備するために，3週間以内に，右大腿四頭筋とハムストリングスの筋力を利用できる自動関節可動域内で少なくとも 3（F）に増大（問題点4に対応する）．

優先順位の設定

　長期ゴールは問題点リストの場合と同様，治療の優先順位に従ってリストにされます．ひとたび問題点リストが設定されると，各々の問題点には少なくとも1つの対応する長期ゴールがあるので，問題点リストの優先順位に従って長期ゴールの順位も決まってきます．このワークブックでは，あなた

はゴールの優先順位を設定することは要求されません．設定すべきゴールが何であるか，またゴールの優先順位が問題点リストの順序と異なる場合にどのように優先順位を設定するかについて指針が示されます．

短期ゴールとの関係

短期ゴールは長期ゴール達成に向けてのステップとして書かれるものです．

■ 例 ■

長期ゴール
Indep amb c̄ a walker FWB Ⓡ LE for at least 150 ft. × 2 on level surfaces & on 1 step elevation within 1 mo. to allow Pt. to amb around her house.
〈訳〉
患者が家の周囲を散歩できるよう1ヵ月以内で右下肢全荷重で歩行器を使用し平地で少なくとも50mを2回の歩行と1段昇段を自立．

短期ゴール
Pt. will amb 30 ft.× 2 in // bars 10% PWB Ⓡ LE within 3 days c̄ min +1 assist.
〈訳〉
患者は3日以内に平行棒内で1名の軽介助で右下肢10%の部分荷重にて9mを2回歩行．

短期ゴール（患者の進展がみられた後）
Pt. will amb c̄ a walker 50 ft. × 2 10% PWB Ⓡ LE within 1 wk. c̄ min +1 assist.
〈訳〉
患者は1週間以内に歩行器を使用して1名の軽介助で，右下肢10%の部分荷重にて15mを2回歩行．

短期ゴールについては第10章で説明します．もし長期間にわたり患者を診なければ，短期ゴールの設定は不要です．患者の短期ゴールが設定されない場合，長期ゴールは通常，単にゴールとして示します．

予測される機能的帰結

前述のように，予測される機能的帰結は長期ゴールの1種です．機能的帰結書式SOAPノートでは，長期ゴールは時に予測される機能的帰結として言及されます．すべての長期ゴール（ないしは予測される機能的帰結）では機能を扱います．筋力や関節可動域に関する事項を長期ゴールには入れません．セラピストは，患者の機能的問題を扱うのに関節可動域や筋力等の問題を含めることがありま

す．しかし患者が身体機能障害のために何ができて何ができないのかに焦点が置かれており，身体機能障害それ自体に焦点が置かれているのではありません．

中間ノートにおける長期ゴール

中間ノートを書くときには，長期ゴールが達成されていない場合や修正の必要性がなければ，通常長期ゴールに関しては扱いません．

退院時ノートにおける長期ゴール

退院時ノートを書くとき，長期ゴールと最も新しい短期ゴールを挙げて，どのゴールが達成されどのゴールが達成されていないかを示します．これは特に長期ゴールにとって重要です．なぜなら，長期ゴールは治療終了までに患者が到達する機能的状態を明示するからです．

要約

長期ゴールは患者のための長期計画について明言します．長期ゴールは明確に定義されることが重要です．そして治療における問題点リストに基づき，短期ゴール設定の基礎となります．長期ゴールは各々のゴール設定のために，セラピストの臨床的判断を要求します．予測される機能的帰結は患者の機能的状態のみを扱う機能的帰結報告書式で用いられる長期ゴールです．

以下のワークシートは長期ゴールの設定やゴールを書くための練習となるでしょう．これらのワークシートはあなたに種々のゴールを分析させ，それぞれのゴールがどのように正確に構築されているかをあなたに理解させるでしょう．この章の内容を復習し，ワークシートを完成させ，付録Aの解答と比較した後で，あなたは与えられたパラメータから正確な長期ゴールが設定でき，ゴールが完全でない場合にはそれに気づくことができ，不完全な長期ゴールの不足の部分を述べることができるようになるでしょう．

謝辞

この章の執筆に際し，保健医療教育者のための指導改善プロジェクトシステム（Center for Learning Resources, College of Allied Health Professions, University of Kentucky, Lexington, KY, 40536-0218）による *Instructional Objectives* を参考にさせていただいたことを深く感謝します．

Assessment（A）：評価の書き方：II—長期ゴール：ワークシート1

パートI. 以下に挙げるそれぞれの例において，主体（A），行動（B），条件（C），程度（D）を明らかにしなさい．長期ゴールが機能的帰結報告書式のSOAPノートに記載されるかどうかについて，それぞれの問題の後の質問に答えなさい．

1. 3ヵ月以内に家庭で使用制限のない車椅子の使用および管理の自立

    A. _____
    B. _____
    C. _____
    D. _____
    _____
    _____
    _____
    _____

    このゴールは機能的帰結報告書式に記載されますか？
    　_____ はい，　_____ いいえ

2. 患者は家の内外を歩くために，2週間以内に義足使用で歩行補装具なしで最低14段，そして整地不整地を問わず最低30秒間の歩行が独力でできるようになる．

    A. _____
    B. _____
    C. _____
    D. _____
    _____
    _____
    _____
    _____

    このゴールは機能的帰結報告書式に記載されますか？
    　_____ はい，　_____ いいえ

3. 患者は仕事中の持ち上げや屈曲，方向転換動作時の障害予防のために，4週間以内に体幹の全可動域にわたる疼痛のない自動運動を示す．

    A. _____
    B. _____
    C. _____

SOAP ノート・マニュアル

D. _____
_____
_____
_____

　このゴールは機能的帰結報告書式に含まれますか？
　　_____ はい，_____ いいえ

4. 患者は1年後に分節的な寝返りが可能になる．

A. _____
B. _____
C. _____
D. _____
_____

　このゴールは機能的帰結書式に含まれますか？
　　_____ はい，_____ いいえ

パート II．以下に，ゴールを設定するために必要な要素が書かれています．それらの要素を使って長期ゴールを作成しなさい．

1. A. 患者
   B. 歩行する（歩行するようになる）
   C. 歩行器使用，平地および1段昇段，左下肢完全免荷
   D. 自立（観察可能）
   　2週間後（期間）
   　12 m を3回（測定可能）
   　日常生活活動のため家の周囲を歩けるようになる（機能的）

長期ゴール：_____
_____
_____
_____

第9章　Assessment（A）：評価の書き方：II—長期ゴールと予測される機能的帰結

2. A. 患者
   B. 断端のケアおよび包帯を巻くことができる
   C. 弾性包帯で
   D. 自立（観察可能）
      適切に（観察可能）
      訓練時間すべて（測定可能）
      義足装着訓練の準備（機能的）
      2週間以内（期間）

   長期ゴール：_____
   _____
   _____
   _____
   _____

3. A. 患者
   B. 右肩屈曲および外転の自動関節可動域の増大
   C. （あなたは自動関節可動域測定のために角度計を使えると仮定する）
   D. 120°まで（測定可能）
      2ヵ月以内（期間）
      自宅での日常生活活動において台所の棚やクローゼットにあるものに手を伸ばす能力の改善（機能的）

   長期ゴール：_____
   _____
   _____
   _____
   _____

4. A. 患者
   B. 口すぼめ呼吸パターンを示す
   C. 歩行および毎日の訓練プログラムの間
   D. 呼吸パターンの適切な使用（観察可能）
      その間中ずっと（測定可能）
      効率およびすべての日常生活活動を遂行する能力の向上

   長期ゴール：_____
   _____
   _____
   _____

パートIII． 以下の条件の下に，適切な長期ゴールを作成しなさい．

A: <u>問題点リスト</u>：

1. 台所においてポットや鍋を持ち上げる能力の低下
2. 台所の頭上の棚にあるものへ手をのばす能力の低下
3. 右肘伸展の自動関節可動域の減少
4. 右上腕二頭筋の筋力低下

SOAP ノート・マニュアル

個々の問題点と関係のある長期ゴールを完成し，問題の後の質問に答えなさい．

1. 問題点：台所において右上肢でポットや鍋を持ち上げる能力の低下．
   あなたは，1ヵ月以内に左上肢の機能と同等になると判断します（患者は右利き）．

   長期ゴール：_____
   _____
   _____
   _____

   このゴールは機能的帰結報告書式に記載されますか？
   _____ はい，_____ いいえ

2. 問題点：台所の頭上の棚にあるものへ手をのばす能力の低下．
   あなたは，1ヵ月以内に左上肢の機能と同等になると判断します．

   長期ゴール：_____
   _____
   _____
   _____
   _____

   このゴールは機能的帰結報告書式に記載されますか？
   _____ はい，_____ いいえ

3. 問題点：右肘屈曲の自動関節可動域の減少．
   あなたは，2ヵ月以内に正常範囲の $-3°$ から $-5°$ へ増大すると判断します．

   長期ゴール：_____
   _____
   _____
   _____
   _____
   _____

   このゴールは機能的帰結報告書式に記載されますか？
   _____ はい，_____ いいえ

4. 問題点：右上腕二頭筋の筋力低下．
   現在，右上腕二頭筋の筋力は 3（F）− です．
   あなたは，2ヵ月以内に 4（G）から 5（N）になると判断します．

   長期ゴール：_____
   _____
   _____
   _____

   このゴールは機能的帰結報告書式に記載されますか？
   _____ はい，_____ いいえ

解答例は付録 A を参照．

Assessment（A）：評価の書き方：II—長期ゴール：ワークシート2

パートI. 以下に挙げるそれぞれの例において，主体（A），行動（B），条件（C），程度（D）を明らかにしなさい．長期ゴールが機能的帰結報告書式のSOAPノートに記載されるかどうかについて，それぞれの問題の後の質問に答えなさい．

1. 2週間以内に，杖を使って，平らな床面で50mを2回と，少なくとも5段以上の階段の昇降を自立する．これによって，患者の自宅での自立度は向上するであろう．

    A. _____
    B. _____
    C. _____
    D. _____

    このゴールは機能的帰結報告書式に含まれますか？
    _____ はい，_____ いいえ

2. 患者を仕事ができる以前の機能レベルにまで戻すために，左の足関節の自動関節可動域を治療で1ヵ月以内に正常範囲内にまで向上させる．

    A. _____
    B. _____
    C. _____
    D. _____

    このゴールは機能的帰結報告書式に記載されますか？
    _____ はい，_____ いいえ

3. 患者の妻は，2ヵ月の訓練および5回の家族指導の後，患者を車椅子・ベッド上背臥位間と車椅子・トイレ間で移動させることを1人の軽介助があれば可能となる．

    A. _____
    B. _____
    C. _____
    D. _____

SOAP ノート・マニュアル

このゴールは機能的帰結報告書式に記載されますか？

_____ はい，_____ いいえ

パート II. 以下に，ゴールを設定するために必要な要素が書かれています．それらの要素を使って長期ゴールを作成しなさい．

1. A. 患者
   B. 座位バランスを示す
   C. 患者は安定してマットの縁に座っている
   D. 良いバランス（観察可能）
      少なくとも5分間（計測可能）
      2ヵ月間の治療の後に（期間）
      患者の移乗動作を改善する（機能的ゴール）

   長期ゴール：_____
   _____
   _____
   _____
   _____

2. A. 患者
   B. 背臥位↔座位，座位↔立位，また補高便座を使いトイレを利用する
   C. 補高便座および上に乗って横になれるマットやベッドが必要
   D. 自立（観察可能）
      2週間の治療の後に（期間）
      （機能的ゴール）

   長期ゴール：_____
   _____
   _____
   _____
   _____

3. A. 患者
   B. 自動関節可動域訓練を毎日行う理由とその重要性を説明できる
   C. （患者が自動関節可動域訓練について知っていることを前提とする）
   D. 1週間の治療の後に（期間）
      正確に（観察可能）
      患者の回復を速めるために
      （機能面からの説明）

   長期ゴール：_____
   _____
   _____

第9章 Assessment（A）：評価の書き方：II—長期ゴールと予測される機能的帰結

4. A. 患者　　　　　　　　　　　　　　長期ゴール：＿＿＿＿＿＿＿＿＿＿＿＿
　B. 車椅子を動かしてみせる　　　　　＿＿＿＿＿＿＿＿＿＿＿＿＿＿＿＿＿
　C. タイル張りやカーペット上を含む床面　＿＿＿＿＿＿＿＿＿＿＿＿＿＿＿＿＿
　D. 独力で（観察可能）　　　　　　　＿＿＿＿＿＿＿＿＿＿＿＿＿＿＿＿＿
　　2ヵ月の治療の後に（期間）
　　自宅における患者の自立度を高めるため
　　に（機能面）

パート III. 以下の条件の下に，適切な長期ゴールを作成しなさい．

ケース

　ノートのSとOの部分は書き終わったものとします．

A：問題点リスト：

1. 異常な歩行パターン
2. 左股関節の自動可動域低下
3. 左股関節周囲筋群の筋力低下

長期ゴール：

1. ＿＿＿＿＿＿＿＿＿＿＿＿＿＿＿＿＿＿＿＿＿＿＿＿＿＿＿＿＿＿＿＿＿＿＿＿＿＿＿
　＿＿＿＿＿＿＿＿＿＿＿＿＿＿＿＿＿＿＿＿＿＿＿＿＿＿＿＿＿＿＿＿＿＿＿＿＿＿＿
2. ＿＿＿＿＿＿＿＿＿＿＿＿＿＿＿＿＿＿＿＿＿＿＿＿＿＿＿＿＿＿＿＿＿＿＿＿＿＿＿
　＿＿＿＿＿＿＿＿＿＿＿＿＿＿＿＿＿＿＿＿＿＿＿＿＿＿＿＿＿＿＿＿＿＿＿＿＿＿＿
3. ＿＿＿＿＿＿＿＿＿＿＿＿＿＿＿＿＿＿＿＿＿＿＿＿＿＿＿＿＿＿＿＿＿＿＿＿＿＿＿
　＿＿＿＿＿＿＿＿＿＿＿＿＿＿＿＿＿＿＿＿＿＿＿＿＿＿＿＿＿＿＿＿＿＿＿＿＿＿＿

認識された各問題について，長期ゴールを作成しなさい．

1. 問題：異常な歩行パターン
　あなたは2ヵ月以内に正常に戻ると判定します．患者はまだ若くけがをする前には正常歩行をしていたので，この問題点は重要です．この点について上の1の空欄に長期ゴールを書きなさい．
2. 問題：左股関節の自動可動域低下
　1ヵ月以内に正常可動域へと回復すると判定します．そうなれば，患者は体操の授業に戻ることができるでしょう．この点について上の2の空欄に長期ゴールを書きなさい．
3. 問題：左股関節周囲筋群の筋力低下
　2ヵ月以内に4-5/5までに向上すると判定します．そうなれば，患者は体操の授業に戻ることが

SOAP ノート・マニュアル

できるでしょう．この点について上の3の空欄に長期ゴールを書きなさい．

パート IV．問題点リストと長期ゴールを機能的帰結報告書式の SOAP ノートで書き直しなさい（ヒント：問題点は同じ言葉で記されます．しかし，リストに挙げられるのは機能上の問題だけです．予測される機能的帰結（長期ゴール）についても同じ）．予測される機能的帰結に，患者がふたたびスポーツができるようになることを記載するのを忘れないように注意しなさい．

A: 問題リスト：
_____
_____
_____

予測される機能的帰結：
_____
_____
_____

解答例は付録 A を参照．

Assessment（A）：評価の書き方： III—短期ゴール

第10章

　短期ゴールはノートの評価（A）の項目の一部分です．短期ゴールは，治療的介入の最終段階である長期ゴールに至るまでの中間的段階です．いったん予測される治療の最終結果（長期ゴール）が決まると，次に短期ゴールが設定されます．この短期ゴールを達成するために具体的な治療計画が立てられます．

　機能的帰結報告 SOAP の書式では，短期ゴールには機能面だけが記述されます．この章ではまず短期ゴールについて説明し，次に機能的帰結報告の書式における相違について説明します．

ゴールを記述する理由

　ゴールを記述する目的は以下のとおりです．

1. 個々の患者が抱える要求と問題点と治療とを直結させる．
2. 治療の優先順位を決定し治療の効果を判定する．
3. コスト効率を高める（保険会社等への請求のため）．
4. 治療ゴールを他の保健医療専門職に伝達する．

　短期ゴールの設定は当座の治療計画の遂行に役立ちます．また短期ゴールの定期的な見直しと修正によって，患者が示す進歩をセラピストや患者自身が認識できるようになります．

短期ゴールの構成

長期ゴールと同様に，短期ゴールは到達目標であり，また適正な目標には以下の4つの要素が必要です．

　A．Audience 対象
　B．Behavior 行動
　C．Condition 条件
　D．Degree 程度

短期ゴールから例を引き，ゴールの要素の定義を以下に簡単に述べます．

対象

ほとんどの場合，患者が対象となります．しかし，「患者の妻は，1週間以内に患者の後遺症のある脚を8センチ幅弾性包帯を用いて，口頭指示だけで被せるようになる」のように，対象が患者の家族ということもあります．しばしばゴールの記述中では対象は明記されず，「患者は…を実践して示すことができるようになるだろう」，とか「患者は…だろう」のように書く必要はありません．

行動

行動は常に動詞によって表され，またその行動の対象が書かれます．「…自動関節可動域が向上する」「…服を着る際の依存度が減少する」「…歩行のパターンが改善する」は良い例です．行動の対象は，後日向上の程度を記述することが可能であるために，測定可能であるか，あるいは正確に記述できる性質のものでなければなりません．

条件

条件には行動を実践する際の状況が含まれます．たとえば「1週間以内に，**歩行器**での歩行が1人の軽介助で可能となるように依存度を低下させる」「1週間以内に，3mの距離を2回，**平坦な床面**を**補装具**なしで自立して歩行する」

長期ゴールの場合と同様に，行動を実践するのに不可欠な状況が明記されないことがあります．例として，徒手筋力テストが挙げられます．特に断りがある場合を除いて，筋力の程度がゴールとして設定されている時には，標準的な検査の体位と方法が使用されるものと仮定されます．

程度

これに含まれるのは，最小の数値，パーセンテージや割合，定められた標準値からの制限，あるいは逸脱，または著しい成果を示したあらゆる場合の特徴です．

ゴールを記述する場合には，到達度はできるだけ写実的，測定可能あるいは観察可能な形で表し，達成までの特定の期間を指定しなければなりません．また可能な時には，機能本位の目的で表現しなければなりません．

先に取り上げたゴールの例を検討してみましょう．「患者の妻は，患者の義足訓練に備えて（機能本位の目的）1週間以内に（期間），患者の後遺症のある脚を口頭指示だけで（観察可能）8センチ幅弾性包帯を用いて被えるようになる．」

このゴールをふたたび検討し，それぞれの部分を詳細に分析してみましょう．「患者の妻は，患者の義足訓練に備えて1週間以内に，患者の後遺症のある脚を口頭指示だけで8センチ幅弾性包帯を用いて被えるようになる．」

A. 患者の妻
B. 患者の後遺症のある脚に被いを施す
C. 8センチ幅弾性包帯が必要
D. 言葉による指示だけで（観察可能）
   1週間以内に（期間）
   患者の義足訓練に備えて（機能）

次に別の例を検討してみましょう．「患者の移乗と歩行を改善するために，3日以内に，右膝屈曲の自動関節可動域を，5–55°までに向上させる」

A. 患者（間接的に示される）
B. 右膝屈曲の自動関節可動域を向上させる
C. 条件は与えられていない（おそらくゴニオメーターが使用される）
D. 5–55°（観察可能）
   3日以内に（期間）
   患者の移動と歩行を改善するために（機能）

機能本位の目的

病院・施設によっては，最後の機能本位の目的をゴールに追加しません．上記の例のように最後の語句をゴールに含める利点は，保険会社等にゴールの機能的根拠を通知できることです．専門職にとっては，膝の自動関節可動域が制限されている場合，その患者の移動や歩行が困難となることは常

識ですが，専門外の者にとってはそうとも限りません．後遺症のある脚に包帯を施すというゴールが，患者の看護にあたっているすべての医療スタッフに理解されているかというと必ずしもそうでもありません．もし，これが患者にとっての最大のゴールの1つであると告げれば，保険会社等は理解に苦しむに違いありません．機能本位の目的を明記することは，あらゆるゴールの記述において標準的な方法となりつつあります．

　ゴールを説明することが必要で機能本位の目的を記述する方法では，ゴール設定の理由の説明として不十分な場合には，評価（A）の「要約」や「印象」という項目の中でさらに詳しく説明をしておきます．

　短期ゴールの作成の際には長期ゴールほど明確に機能本位の目的を記述することはありませんが，機能本位の目的を記述することの重要性は急速に増加しつつあります．もし長期ゴールにおいて機能本位の目的を重視し，短期ゴールと長期ゴールとを連動させようとするならば，短期ゴールの機能的目的は明白であると考えるセラピストもいます．ところが長期ゴールと短期ゴールの関係はセラピストが考えているほどには明白ではありません．一方，もっぱら機能本位の目的を重視し，（機能的帰結報告書式のSOAPノートに）機能的目的中心の短期ゴールだけを書くセラピストもいます．これは施設によって違います．各自のゴール作成方法は，働く現場によって変えます．

明確さ

　ゴールの記述が不十分だと，治療の目的が明確な形で伝わりません．うまく書かれているゴールにある要素（たとえば，期間，機能的目的，測定可能な表現）が欠けている場合には，治療の目的がかなり不明確なものになることもあります．不明確さのために迷惑をするのは，特に保険会社等，あるいは治療技術やその目的に精通していない保健医療専門職の人々です．場合によっては，ゴールと患者の機能の関係をはっきり記述しておくことが必要です．そうすれば，患者の治療記録を読む人にとって，治療の目的が明確なものとなります．

期間

　短期ゴールは患者の到達目標を表現したものであり，達成に向けての期間が明記されています．期間の長さは，患者の症状と全体的な状態によって異なり，数日のこともあり，1週間以上のこともあります．たとえば，脳に外傷を受けている患者は，リハビリのために時に3から4ヵ月要することがあります．このため，短期ゴールが週ごとに設定されたり，場合によっては2週間ごとになります．また，長期のケアが必要な患者や小児科の患者には，1年間の長期ゴールが設定され，短期ゴールが1から3ヵ月単位になる者もいます．

　期間の設定．ある1つのゴールを達成するための期間の設定は困難です．働き始めたばかりのセラピストにとってはなおさらです．患者がどれほど時間をかけて回復していくのかを知るには，臨床的な経験を要します．時には，経験豊かなセラピストでさえ，患者の回復するまでの期間を予測する

のに苦労します．一般的な手順はこうなります．臨床家は，ある患者について次にノートを書く時期と，その時期における患者の状態を検討します．ノートを書く予定の時期までに患者の状態の変化が予測されるなら，期間の調整を行います．ゴールの達成が予定より時間がかかるようなら，より長い期間を設定します．短くなる見込みなら，短い期間を設定します．ここで留意すべきことは，設定された期間が適切でない場合には，短期ゴールはいつでも変更可能であるということです．現実に即した期間を設定するためには，先輩や同僚が書いた記録や授業で用いたノートが参考になるでしょう．

短期ゴールが必要ではないこともあります．きわめて短い間しか療養生活を送らないことが見込まれる患者の場合です．たとえば，患者が1，2回しか治療を受けないだろうと予測されるなら，長期ゴールや機能的帰結だけで十分で，短期ゴールは必要ありません．通常，2週間以内の患者には短期ゴールは設定されません．多くの場合，短期ゴールが設定されない場合には，長期ゴールは単に「ゴール」とだけ呼ばれます．

変更

短期ゴールは定期的に変更する必要があります．次の2つの場合には短期ゴールを変更した方が良いでしょう．(1) ゴールに書かれた期間が経過したとき．(2) 設定されたゴールが患者によって達成されたとき．これまでに取り上げた例を検討してみましょう：

家庭での歩行器を使った歩行の自立を促進するために，1週間以内に，1名の軽介助により歩行器を使って3mの距離を2回歩行できるまでに依存度を減少させる．

3日が経過し，患者が1名の軽介助を必要としたうえで，進歩を示しているとしましょう．その場合にはゴールを以下のように変更します：

家庭での生活に必要な距離を歩行することを促進するために，1週間以内に，介助者が傍らで見守る形で，歩行器を使って18mの距離を4回歩行できるまでに依存度を減少させる．

さらに1週間が経過し，患者の進歩の速度が低下したとしましょう．この場合には，セラピストは進歩の低下についての所見を述べ，ゴールを再設定します：

...という理由により（理由がある場合には言及すべきです），歩行における依存の減少は達成されていない．訓練の期間をさらに1週間以内延長し，歩行器を用いて介助者が傍らで見守る形で，18mの距離を4回歩行できるまでに依存度を減少させる．

長期ゴールとの関係

短期ゴールは，患者の長期ゴールに基づいて設定されます．

■ 例 ■

長期ゴール（小児科の患者）
Pt. will propel her w/c for 〜100 ft. on tiled & low-pile carpeted surfaces c̄ verbal cues only p̄ 1 yr. of Rx to facilitate indep mobility of pt. at school.
＜訳＞
1年間の運動療法の後に，患者は学校で独力で移動できるために，口頭による指示だけで，タイル張りの床と毛の短いカーペットの上を約30m，手でハンドリムを回して車椅子を動かすことができるようになる．

短期ゴール

1. Pt. will move UEs out of abnormal synergy patterns in gravity-eliminated planes within 2 mo. of Rx to enable pt. to propel her w/c.
   ＜訳＞
   2ヵ月の運動療法の後に，患者が自分の車椅子を手でハンドリムを回して動かすことができるようになるために，患者は重力を排除した形で異常な共同運動パターンから脱して上肢を動かすようになる．

2. Pt.will propel her w/c for 〜10 ft. on tiled surfaces only c̄ occasional min +1 assisit. & verbal cues within 2 mo. of Rx to facilitate indep mobility at school.
   ＜訳＞
   学校での自立した移動を促進するために，2ヵ月以内の運動療法で，時々1人の軽介助と口頭指示を与えることで，患者はタイル張りの床上で，自分の車椅子を手でハンドリムを回して約3m動かすことが可能となる．

短期ゴール（後日における患者の進歩経過に基づく）

1. Short term goal #1 of (date) achieved. New short term goal #1: Pt. will move UEs out of abnormal synergy patterns in gravity-resisted planes within 2 more mo. of Rx to enable pt. to prople her w/c.
   ＜訳＞
   〔日付け〕の短期ゴールNo.1は達成された．新しい短期ゴール：さらに2ヵ月以内の運動療法で，患者が自分の車椅子を手でハンドリムを回して動かすことができるようになるために，異常な共同運動パターンから脱し重力に抵抗して上肢を動かすようになる．

2. Short term goal #2 of (date) achieved. New short term goal #2: Pt. will propel her w/c for 〜10 ft. on tiled surface c̄ verbal cues only within 2 mo. of Rx to facilitate indep mobility at school.
   ＜訳＞
   〔日付け〕の短期ゴールNo.2は達成された．新しい短期ゴール：学校での自立した移動を促進するために，患者は2ヵ月以内の運動療法で，約3mのタイル張りの床上を口頭指示だけで自分の車椅子を手でハンドリムを回して動かすことができるようになる．

優先順位の設定

　問題点リストおよび長期ゴールにおいて優先順位を設定したのと同様に，短期ゴールもまた優先順位にしたがってリスト化することが望ましいでしょう．短期ゴールが長期ゴールとよく相応しており，長期ゴールが優先順位に従って設定されている場合には，短期ゴールの優先順位は再設定しなくてよいのが普通です．このワークブックの中では，ゴールの優先順序を設定することは要求されません．短期ゴールの優先順位が長期ゴールと異なる場合，あるいは1つの長期ゴールに関連する短期ゴールが2つ以上ある場合には，ゴールの設定とゴールの優先順位の設定に関してのガイドが示されます．

治療計画との関係

　短期ゴールの設定が終わると，セラピストは（患者に関する情報を参考に）最初の数日間の治療の予定を立てます．作成された治療計画には，短期ゴールの各項目に向けて行う何らかの治療が含まれていなければなりません．

■ 例 ■

> A: Long term goals：
> 1. Indep walker amb on level surfaces FWB for 70 ft.×2 & on 1-step elevation within 3 wks. so pt. can get in & out of her home & amb within her home.
> 2. ® quadriceps strength of at least F within 3 wks. to ↑ indep in amb.
>
> Short term goals：
> 1. Amb c̄ walker 50% PWB ® LE for ~20 ft.×2 within 1 wk. to facilitate amb at home (from 1st long term goal above).
> 2. Pt. will indep demonstrate exercises that he is to perform in the hospital room within 2 Rx session to ↑ amb indep (from 2nd long term goal above).
> 3. Pt. will demonstrate ® quadriceps strength of at least P within 1wk. to ↑ amb indep (from 2nd long term goal above).
>
> P: BID in PT dept.: Amb training c̄ a walker, beginning c̄ 50% PWB & progressing wt. bearning & distance as tolerated (from 1st short term goal). Pt. will be given written & verbal instruction in exercise program to be performed in the hospital room (attached) (from 2nd short term goal). AAROM progressing to AROM exercises ® knee, emphasizing quadriceps functioning (from 3rd short term goal).

<訳>

A: 長期ゴール：
1. 患者が自宅から出たり入ったりできるように，また自宅内を歩行できるように，3週間以内に，全体重を負荷した状態で水平面上を21mを2回および1段の昇降を歩行器を使用して自立歩行する．
2. 歩行における自立を高めるために，3週間以内に右の大腿四頭筋を少なくても筋力3の強さにする．

短期ゴール：
1. 自宅での歩行を改善するために，1週間以内に右下肢に50%の部分体重負荷の状態で歩行器を使って約6mの距離を2回歩行（上記の長期ゴール1から）．
2. 自立歩行を改善するために，運動療法の2回以内のセッションで，患者が病室で行うことになっている運動を自立して実際に行える（上記の長期ゴール2から）．
3. 歩行の自立性を高めるために，患者が1週間以内に右の大腿四頭筋が少なくとも筋力2（P）の強さであることを示す（上記の長期ゴール2から）．

P：1日に2回理学療法科において：歩行器を用いた歩行訓練，50%の部分体重負荷から始めて，負荷する体重と歩行の距離を耐久性に応じて増していく（短期ゴール1から）．患者は病室で行う運動のプログラムを書面および口頭で指示される（書面添付）（短期ゴール2から）．右膝の自動介助運動を自動運動まで進めていき，大腿四頭筋の機能を強化する（短期ゴール3から）．

治療計画と短期ゴールとの関係については，さらに12章で触れます．

短期ゴールと機能的帰結SOAP書式

機能的帰結SOAP書式での短期ゴールの取り扱いは，施設ごとに違います．短期ゴールを採用しない施設も一部あり，そこでは短期ゴールがなくても機能的帰結予測だけで治療の指針が十分に得られると考えられています．本質的に機能志向で，機能的帰結予測に正確に対応する短期ゴールを採用する施設もあります．また，別の施設では，機能的帰結予測を達成するために治療することが必要な機能障害（運動機能，体力低下など）が短期ゴールに明記されます．

中間ノートにおける短期ゴール

中間ノートを作成する際には，セラピストは短期ゴールに言及することになります．以前設定した短期ゴールが達成されている場合には，新しいゴールが設定されます．もし達成されていないなら，セラピストはその理由を述べ，然るべき形でゴールを設定し直すか，あるいは次回に中間ノートが書かれるまでに達成すべきゴールとして再設定します．

■ 例 ■

1. Short term goals: Goal #4 of (date) not yet achieved due to ↓ in patient's medical status; will cont. to work toward same goal for 1 more wk.
   〈訳〉短期ゴール：〔日付け〕に設定したゴール4は，患者の医学的状態の低下が原因でまだ達成されていない．さらに1週間同じゴールに向かって努力する．
2. Short term goals: All achieved. Will work directly toward long term goals set on (date).
   〈訳〉短期ゴール：すべて達成される．〔日付け〕に設定した長期ゴールに向かって努力する．

退院時ノートにおける短期ゴール

　退院時ノートを作成する際に，セラピストは最も新しく設定した短期ゴールに言及し，ゴールが達成されたか否かと，その理由を述べることがあります．しかし，退院時ノートにおいては，長期ゴールに力点が置かれるべきで，それが達成された，あるいは達成されなかった理由を述べるべきです．施設によっては，退院時ノートには短期ゴールが全く言及されないことがあります．治療の最後の数日間あるいは1（数）週間に患者が目指しているのは長期ゴールであるというのがその理由です．

要約

　短期ゴールの設定は，患者に対する評価と治療計画の過程の第3番目の段階です．短期ゴールは長期ゴールを基盤とし，当座の治療の方針となります．短期ゴールに設定される期間は長期ゴールよりも短くなります．短期ゴールの変更は定期的に行われ，多くの場合，患者が進歩していることを表します．短期ゴールの設定には専門的な判断が必要です．

　以下に続くワークシートは，短期ゴールの設定の際に役立つでしょうし，ゴールを書く練習にもなるでしょう．またいくつかのゴールの分析にもなり，それぞれのゴールがどのように組み立てられているかを知るのにも役立つでしょう．以上述べてきたことを復習し，ワークシートを完成し，「付録A」にある解答と比較対照してみましょう．然るべき要素が与えられた条件下で短期ゴールを正確に書くことができ，ゴールが不完全な場合にはそう判断でき，さらには不完全な短期ゴールに欠けている要素を指摘することができるようになるでしょう．

謝辞

　この章の執筆に際し，保健医療教育者のための指導改善プロジェクトシステム（Center for Learning Resources, College of Allied Health Professions, University of Kentucky, Lexington, KY, 40536-0218）による *Instructional Objectives* を参考にさせていただいたことを深く感謝します．

第 10 章　Assessment（A）：評価の書き方：III—短期ゴール

Assessment（A）：評価の書き方：III—短期ゴール：ワークシート1

パート I．以下に挙げるそれぞれの例において，主体（A），行動（B），条件（C），そして程度（D）を明らかにしなさい．各問題の最後にある質問は，その短期ゴールを機能的帰結 SOAP 書式に書くべきかどうかを尋ねています．これにも答えなさい．

1. 短期ゴール：患者が頭上にあるキッチンキャビネットに手が届くことを目標に，6回以内の訓練で，右肩の屈曲自動可動域を 0–90° に向上させる．

   A. _____
   B. _____
   C. _____
   D. _____
   _____

   このゴールは機能的帰結報告書式に記載されますか？
   _____ はい，_____ いいえ

2. 短期ゴール：患者は，日常生活活動において上肢を機能的に使う能力を向上させるために，3ヵ月以内に正中線上にある物を 4 回のうち 3 回の割合で手でつかめるようにする．

   A. _____
   B. _____
   C. _____
   D. _____
   _____

   このゴールは機能的帰結報告書式に記載されますか．
   _____ はい，_____ いいえ

3. 短期ゴール：患者は，さらに怪我をすることを防止するために，3回の訓練セッションの後に障害物コースにおいて少なくとも 90% の割合で作業を正しく行って，身体運動機能が良好であることを示す．

   A. _____
   B. _____
   C. _____
   D. _____
   _____

   このゴールは機能的帰結報告書式に記載されますか．
   _____ はい，_____ いいえ

SOAPノート・マニュアル

パートII．以下に，ゴールを設定するために必要な要素が書かれています．それらの要素を使って短期ゴールを作成しなさい．

1. A. 患者　　　　　　　　　　　　　　短期ゴール：＿＿＿＿＿＿＿＿＿＿＿＿＿＿＿
   B. 歩行の依存を減らす　　　　　　　　＿＿＿＿＿＿＿＿＿＿＿＿＿＿＿＿＿＿＿＿
   C. 歩行器を使用，平らな面上であれば　＿＿＿＿＿＿＿＿＿＿＿＿＿＿＿＿＿＿＿＿
   D. 左下肢に体重を負荷せずに，約30mを1　＿＿＿＿＿＿＿＿＿＿＿＿＿＿＿＿＿＿＿＿
      週間の訓練で自立して　　　　　　　＿＿＿＿＿＿＿＿＿＿＿＿＿＿＿＿＿＿＿＿

2. A. 患者の妻と息子　　　　　　　　　　短期ゴール：＿＿＿＿＿＿＿＿＿＿＿＿＿＿＿
   B. 患者を車椅子↔ベッド上背臥位に移乗・＿＿＿＿＿＿＿＿＿＿＿＿＿＿＿＿＿＿＿＿
      移動する　　　　　　　　　　　　　＿＿＿＿＿＿＿＿＿＿＿＿＿＿＿＿＿＿＿＿
   C. ベッドと車椅子が必要　　　　　　　＿＿＿＿＿＿＿＿＿＿＿＿＿＿＿＿＿＿＿＿
   D. 単独で　　　　　　　　　　　　　　＿＿＿＿＿＿＿＿＿＿＿＿＿＿＿＿＿＿＿＿
      4回の家族訓練後に

3. A. 患者　　　　　　　　　　　　　　　短期ゴール：＿＿＿＿＿＿＿＿＿＿＿＿＿＿＿
   B. 後遺症のある足を被う　　　　　　　＿＿＿＿＿＿＿＿＿＿＿＿＿＿＿＿＿＿＿＿
   C. エース包帯（Ace wrap）　　　　　　＿＿＿＿＿＿＿＿＿＿＿＿＿＿＿＿＿＿＿＿
   D. 単独で　　　　　　　　　　　　　　＿＿＿＿＿＿＿＿＿＿＿＿＿＿＿＿＿＿＿＿
      5回の訓練
      義足訓練に備えて

パートIII．以下のケースについて，適切な短期ゴールを作成し質問に答えなさい．

1. ケース1

   O: 義肢の装着と取り外し：口頭による指示および1人の中介助が必要．
   A: 問題点リスト：義肢の装着および取り外しの依存性．
   　長期ゴール：1週間以内に義肢の装着と取り外しが自立すること．
   　短期ゴール：＿＿＿＿＿＿＿＿＿＿＿＿＿＿＿＿＿＿＿＿＿＿＿＿＿＿＿＿＿＿＿＿＿
   ＿＿＿

   あなたの判定では，1週間後に1人が傍らにつきそうだけでよくなり，口頭による指示は不必要となります．
   このゴールは機能的帰結報告書式に記載されますか？
   　＿＿＿＿＿＿　はい，　＿＿＿＿＿＿　いいえ

2. ケース2

   Dx: 右側脳血管障害
   O: 歩行：体重負荷をするために，1人の中介助と口頭による指示によって，平行棒を使用して立

第10章　Assessment（A）：評価の書き方：III—短期ゴール

つ．左下肢への体重負荷がうまくできない．患者は左下肢に約4.5kgの重量しか負荷できない．

A: 問題点リスト：
1. 歩行の依存性．
2. 左下肢への体重負荷の低下．

　　長期ゴール：
　　1. 杖使用の正常な歩行パターンで，左下肢への正常な体重負荷を含み，制限なしの距離での自立歩行．
　　短期ゴール：＿＿

　　あなたの判定では，患者は1週間のうちに，1人の軽介助と口頭での指示で平行棒を利用して，少なくとも半身の体重を自分の左足にかけた状態で立つことが可能になります．このゴールは機能的帰結報告書式に記載されますか？
　　＿＿＿＿＿　はい，　＿＿＿＿＿　いいえ

3. ケース3

Dx: 第4腰椎椎間板ヘルニア．〔日付け〕に施された腰椎椎弓切除術．

O: 体幹：腹臥位の状態で5分間耐えることができる．それ以上体幹を後屈することはできない．

　　長期ゴール：1週間以内に，体幹の完全後屈が可能となる．
　　短期ゴール：＿＿

　　あなたの判定では，患者は2日以内に両肘を下にしての腹臥位の状態に5分間耐えられるようになる．
　　このゴールは機能的帰結報告書式に記載されますか．
　　＿＿＿＿＿　はい，　＿＿＿＿＿　いいえ

パートIV．以下の各短期ゴールに欠けている要素を書きなさい．

1. 短期ゴール：患者がスライディングボードによる移乗が可能となる．
　　解答：＿＿

2. 短期ゴール：患者が股関節屈筋を伸張した正しい姿勢がとれるようになる．
　　解答：＿＿

3. 短期ゴール：5週間以内に，疲労することなく10分間の運動の日課をこなせるようになる．
　　解答：＿＿

解答例は付録 A を参照.

Assessment（A）：評価の書き方：III—短期ゴール：ワークシート2

パートI．以下に挙げるそれぞれの例において，主体（A），行動（B），条件（C），そして程度（D）を明らかにしなさい．各問題の最後にある質問は，短期ゴールを機能的帰結報告書式のSOAPに書くべきかどうかを尋ねています．これにも答えなさい．

1. 短期ゴール：6回のセッションの訓練後に，50 mの距離を歩行した後の呼吸数を最大でも毎分5回の上昇とするという形で，心肺の持久力を向上させる．

   A. _____
   B. _____
   C. _____
   D. _____
   _____

   このゴールは機能的帰結報告書式に記載されますか？
   _____ はい，_____ いいえ

2. 短期ゴール：6週間以内の訓練で，患者が，枕あるいは三角マットを用いて，1分間，0–45°の頸部屈曲での正しい頭の位置を保ちながら，長座位を保持できるようになる．

   A. _____
   B. _____
   C. _____
   D. _____
   _____

   このゴールは機能的帰結報告書式に記載されますか．
   _____ はい，_____ いいえ

3. 短期ゴール：患者は，2ヵ月以内に，自分の上肢で（3回の試みのうち1回を正確に）回旋とプッシングを用いながら背臥位・マット上座位間を移動できるようになる．

   A. _____
   B. _____
   C. _____
   D. _____
   _____

   このゴールは機能的帰結報告書式に記載されますか．

SOAPノート・マニュアル

_____ はい，_____ いいえ

パート II. 以下に，ゴールを設定するために必要な要素が書かれています．それらの要素を使って短期ゴールを作成しなさい．

1. A. 患者
   B. 頭を固定する
   C. 患者が背臥位で
   D. 3ヵ月以内の訓練で15秒間，正中線上に真っ直ぐに立てて保持する．

   短期ゴール：_____
   _____
   _____
   _____

2. A. 患者
   B. 背臥から腹臥位へ，またその逆へ寝返る
   C. マット上で
   D. 6–8週間後に，単独で

   短期ゴール：_____
   _____
   _____

3. A. 患者が，妻の軽介助で
   B. 歩行器を用いて階段を昇降する
   C. 歩行器と階段が必要
   D. 5段の階段，50%右下肢に50%の体重を負荷し単独で1週間

   短期ゴール：_____
   _____
   _____
   _____

パート III. 以下の各ケースについて適切な短期ゴールを作成しなさい．

1. ケース1

Dx: 慢性閉塞性肺疾患；呼吸機能不全

O: 上肢機能：頭上にある食器棚から物が取り出せない．
　　筋力：上肢が両側共に筋力3（F）
　　自動関節可動域：両側ともに90°に制限
　　持久力：両側上肢のPNFを5回反復で，脈拍が毎分20回の上昇

A: 問題リスト：患者が頭上にある食器棚から物を取り出す能力の低下
　　　　　　　　持久力低下
　　　　　　　　上肢関節可動域低下
　　　　　　　　左右の上肢筋力低下

　　長期ゴール：
　　1. 患者が，頭上にあるキャビネットの下の棚から，450g以下の重さの物を取り出すことができるようになる．

第10章 Assessment (A)：評価の書き方：III—短期ゴール

2. 患者が日常生活活動において上肢を使用できるようになることを目標に，1ヵ月以内の訓練で，脈拍の上昇が毎分20回あるいはそれ以下で，両側上肢のPNF 20回反復に堪えられるようになる．

   短期ゴール：_____
   _____
   _____
   _____

   あなたの判定では，患者は1週間の治療の後には両上肢の2つのPNFパターンをそれぞれ7回反復に耐えられるとします．
   次に上記の問題点リスト，そして長期および短期ゴールを機能的帰結報告SOAPノート書式に書き直しなさい（ヒント：問題の記述は同じにします．しかし，リストアップされるのは機能的な問題だけとします．予測される機能的帰結（長期ゴール）についても同じ）．

   A: 問題点リスト：
   _____
   _____

   予測される機能的帰結：
   _____
   _____

   短期ゴール：
   _____
   _____
   _____

2. ケース2

Dx: むち打ち症

S: 主訴：頸部をどのようにうごかしても，強度9の痛みを頸部に覚える（0＝痛みなし，10＝最大の痛み）．

O: 自動関節可動域：左右の頸部回旋0–5°．

A: 長期ゴール：1ヵ月以内に，頸部の自動関節可動域を正常範囲内までに改善し痛みをなくす．

   短期ゴール：_____
   _____

   あなたの判定では，患者は2日後には頸部を約10°左右に回旋できるようになります．

3. ケース3

Dx: 右脛骨骨折．〔日付け〕に足にギプス包帯を施された．

SOAP ノート・マニュアル

O：歩行：歩行器を使用して1人の中介助で右下肢に体重を免荷した状態で12mの距離を1回．

A：長期ゴール：2週間以内の訓練で，平坦な床面上と階段を距離の制限なしに松葉杖を使って独力で歩ける．

短期ゴール：_____
_____
_____

あなたの判定では，患者は1週間後に平坦な床面上を約12mの距離を2回歩行可能となりますが，依然として歩行には1人の軽介助が必要です．

パートIV．以下の各短期ゴールに欠けている要素を書きなさい．

1. 短期ゴール：右下肢に体重を免荷した状態で12mの距離を2回，歩行器を使用して1人の軽介助で歩けるまでに依存を少なくする．

   解答：_____
   _____
   _____

2. 短期ゴール：3日以内に，右肩関節外転の自動関節可動域を向上させる．

   解答：_____
   _____

3. 短期ゴール：1人の軽介助で階段昇降をする．

   解答：_____
   _____

解答例は付録Aを参照．

第11章 Assessment（A）：評価の書き方：IV—要約

評価（A）を構成するものは何か

　ノートの評価（A）の項目には患者の計画とゴールの分析が含まれます．患者の問題を明らかにしたうえでゴールを設定し，その優先順位を決定する上でのセラピストの専門的判断もここに含まれます．評価（A）の項目に含まれる情報の種類は多岐にわたります．以下に，それぞれの情報のカテゴリーを短くまとめます．

問題点リスト

　問題点リストについてはすでに触れました．詳しくは8章を参照．

ゴール

　短期および長期ゴールについてはすでに触れました．詳しくは9,10章を参照．

相互関係の記述／決定の理由づけ

　SOAPでは評価の部分において，セラピストがノートのSとOとAとPとの間にある相互関係を記述する機会が与えられます．この関係は，患者についてのノートを読む関係者すべてにとって必ずしも自明なものではありません．ここでは，患者の訴えと客観的な所見との間の矛盾点について述べることができます．各ゴールや治療計画を設定した理由を列挙することもできます．治療における患者の進歩と，リハビリテーションに関する患者の可能性について記述することも可能です．ある情報が得られない場合には，その理由を述べることもできます．さらに必要なテストや治療，または，地

域社会が提供できるサービスのうちで患者に役立つと思われるものについて触れることもできます．理学療法士であれば，理学療法的診断をノートのこの部分にリストアップすることができます．

矛盾点

ノートのAの部分においては，SとOでの所見の矛盾点を指摘する機会が，セラピストに与えられます．（例：「患者は自宅に帰ることができるほどには自分は歩行がうまくできないと言っているが，理学療法で患者が示す歩行状態は，患者が我慢すれば自立できることを示している」）．

設定されたゴール，治療計画，または問題の明確化をめぐっての理由づけ

ノートのAの部分には，通常あまり見かけないようなゴールが書かれることがあります．たとえば，CVAと診断された患者が介助なしに移動できる潜在的な可能性をもっている場合があるとしましょう．ところが，患者の妻が数年にわたり患者の移動を介助してきたとします．患者自身も妻も現状に満足していて，これまで送ってきた生活を変える気がありません．この場合，セラピストは次のようにゴールを設定するかもしれません．「1ヵ月以内に，妻の軽介助で，あらゆる移動をできるようにする」．同セラピストのコメントは，次のようなものになるでしょう．「以前から患者は移動において妻の介助を必要としていたという理由と，患者も妻も以前の状態に戻りたいと望んでいるだけであることから，移動の自立というゴールは現実的なものではない」．

この他，ノートのAに書かれるかもしれないケースとして，当初はどちらかというと自立を示しながら，それでもなお治療を行う必要のある患者の理由づけが挙げられます（例：「歩行は自立しているが，自立した移動へ至る患者の進歩は遅い．患者があらゆる移動を行ったり，一人で生活を送る際には引き続き介助が必要となる」）．

治療における患者の進歩についての言及

治療における患者の進歩についての言及に含まれるものとして，こんな場合もあるかもしれません．予測したゴールに比べて進歩の遅い患者についての説明がそれです．また，なぜ患者が突然後退，あるいは予測より速く進歩したのかについての説明が書かれることもあるでしょう（例：「肺炎に伴う安静の後，過去2週間，患者の移動における依存は高まった」）．

患者のリハビリテーションにおける可能性

ノートのAの部分では，患者に対しリハビリを行う可能性があるがどうか，そしてその理由を述べることができます．第1回目のノートには必ずリハビリテーションの可能性を記入させる施設もあります．また施設によっては，ときおりリハビリテーションの可能性についてコメントすることもありますが，定期的にではありません．

第 11 章　Assessment（A）：評価の書き方：IV—要約

情報入手の困難さ

　患者から情報を得るのが困難な場合には，セラピストはその旨を述べ，最初の面談とテストでうまくいかなかった理由を次のような形で表すことができます．(1) 患者の精神的状態が原因（例：「訓練の間に終始患者が泣きわめいたため，この日の筋緊張を正確に評価できなかった」），(2) 協力しようという姿勢が見られなかったため（例：「患者が背臥位から脱けることを拒んだため，徒手筋力テストに際し，患者に必要な姿勢を取らせることが一部できなかった」，(3) 医学的な問題（例：最近の手術のために，左股関節の他動関節可動域を測定できなかった」）．

さらに必要なテスト／治療についての提案

　同じ病院内，あるいはその地域社会で提供されている他のサービスを利用することにより患者が利益を得る可能性があれば，セラピストはそのことについて言及することができます（セラピストがその患者を直接診ることができない場合には特に役立ちます）．現時点で行っていない治療を将来利用し，成果が期待できるという意見をセラピストが述べることも可能です（例：「患者は，一人で自宅に帰る前に，台所における日常生活活動の訓練のために，作業療法を利用し成果を上げることができるだろう」「痛みが軽減された後には，患者は復学プログラムに参加すると良いだろう」）．

　有効でありながら，最初のセラピーにおいては全行程を終えることができないさまざまなテストがあれば，リストアップしておくことも可能です（例：「知覚と固有受容器のテストをさらに行う必要あり」）．

理学療法的診断

　施設により，セラピストが理学療法的診断を書く場合があります．医学的な診断との違いは，理学療法的診断は一種の分類作業であり，患者が示す兆候，症状，そして機能障害に最も適した理学療法的治療を行う際に利用されるという点です．理学療法的診断は言わないが，患者の兆候や症状や機能障害が，ある種のカテゴリーや分類に当てはまることを指摘するセラピストもいます．

その他

　一般的なものではないが重要な要素であり，触れておいたほうが良いものが他にもいくつかあると思われます．そうした事柄も，Aの項目の下に置かれていいでしょう．大切なことは，ノートのAの部分に記述する前に，S（訴え，病歴，家庭の状況，以前の機能面の状態，患者のゴール）やOの部分に記述すべきことではないかどうかを確かめることです．

SOAP ノート・マニュアル

A を書く実際の方法

　A の欄に情報を書く際の決まった方法はありません．ただ，きちんとまとめられ，わかりやすいものでなければなりません．使われている言葉は専門職が用いる言葉であり，できる限り明確で簡潔であるべきです．

■ 例 ■

A: Pt. has shown some difficulty in learning home exercise program despite written handout. Therefore, reviews of home program will be needed until Pt. can reach independence.
Problem list:...
Long term goals:...
Short term goals:...
OR
A: Problem list:...
Long term goals:...
Short term goals:...
Imp (or Summary): Pt. has shown some difficulty in learning home exercise program despite written handout. Therefore, reviews of home program will be needed until Pt. can reach independence.
＜訳＞
A: 内容が書かれたプリントがあるにもかかわらず，患者は家庭訓練プログラムの学習に困難を示している．したがって，患者が自立するまでの間は，家庭訓練プログラムの復習が必要である．
問題点リスト：...
長期ゴール：...
短期ゴール：...
または
A: 問題点リスト：...
長期ゴール：...
短期ゴール：...
要約：内容が書かれたプリントがあるにもかかわらず，患者は家庭訓練プログラムの学習に困難を示している．したがって，患者が自立するまでの間は，家庭訓練プログラムの復習が必要である．

第 11 章　Assessment（A）：評価の書き方：IV—要約

要約

　SOAP では，A の部分はどの箇所もきわめて重要です．ここで要約されているのは以下のようなものです．発見された問題と，その問題を克服するのに患者が到達できるとセラピストが判断したゴール．短期間のゴール．発見されたことについての説明，ノートの S，O，A，そして P の部分に書かれた内容の相互関係の検討と理由づけ．総じて，A の記述には専門的な判断が必要です．練習次第で，初心者である実習生でも，A のノートが容易に独力で書けるようになるでしょう．

　以下に続くワークシートを使うことにより，A のノートの全般について練習ができるようになっています．また，これまでの章で行ってきた問題点リスト，長期ゴール，そして短期ゴールについてのワークシートで得た情報と，上記の相互関係についての情報を結びつけるのにも役立つでしょう．A のノートに含まれるあらゆるワークブックの項目を復習した後，ワークシートをすべて完成し，答えあわせをしてみましょう．そうすればあなたは，問題を明らかにし，ゴールの設定と優先順位を決め，相互関係を検討する際のヒントを得た上で，A のノートの全般にわたって書けるようになっているに違いありません．

Assessment（A）：評価の書き方：IV—要約：ワークシート1

パートI. 以下の記述のうち，A のカテゴリーに入れるべきものには，番号の次の空白に "A" と記入しさない．S と O についても記入の仕方は同じです．ノートの問題点の部分に属する情報には，"問題点" と記入しなさい．

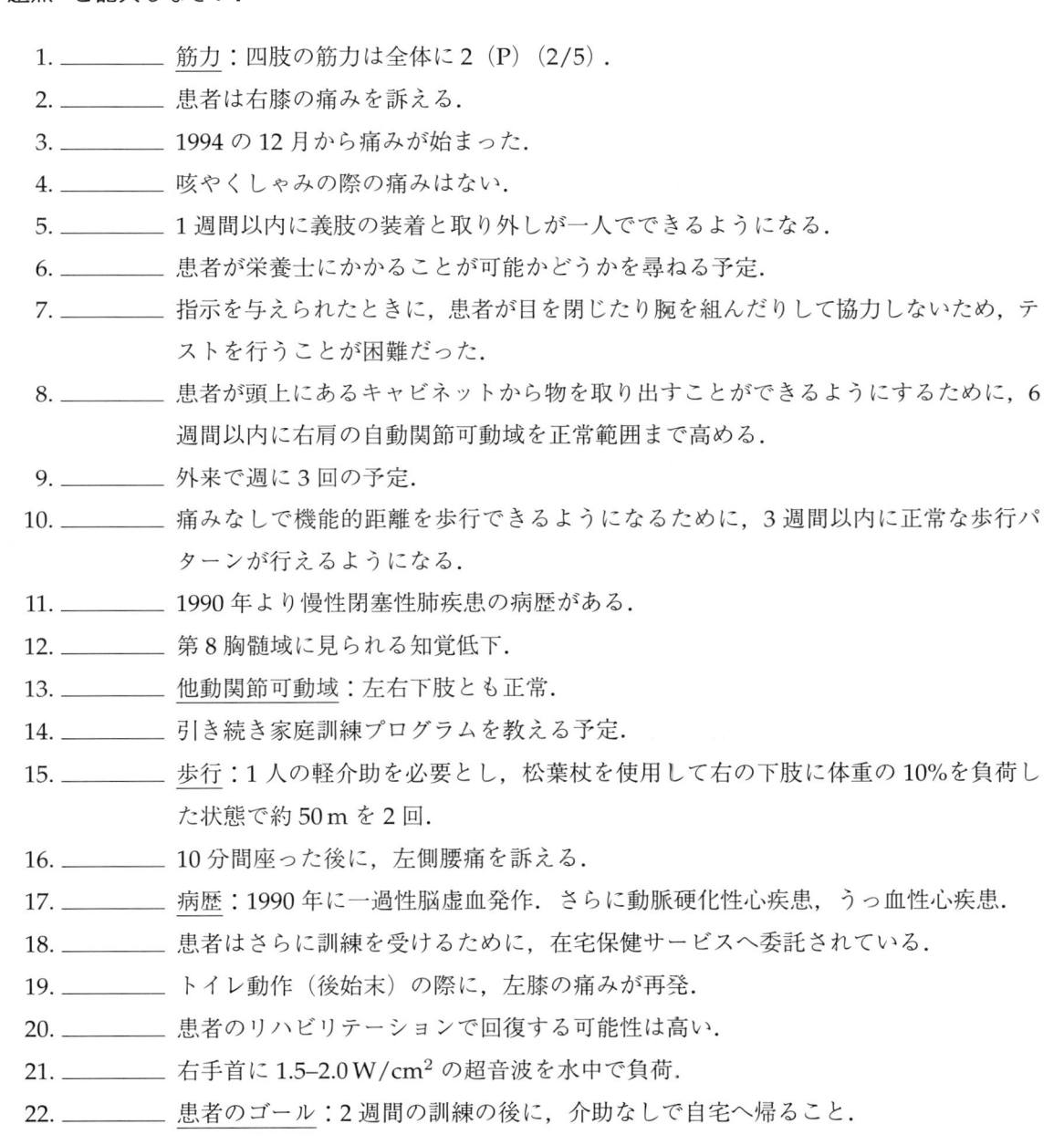

1. _____ 筋力：四肢の筋力は全体に 2（P）（2/5）．
2. _____ 患者は右膝の痛みを訴える．
3. _____ 1994 の 12 月から痛みが始まった．
4. _____ 咳やくしゃみの際の痛みはない．
5. _____ 1 週間以内に義肢の装着と取り外しが一人でできるようになる．
6. _____ 患者が栄養士にかかることが可能かどうかを尋ねる予定．
7. _____ 指示を与えられたときに，患者が目を閉じたり腕を組んだりして協力しないため，テストを行うことが困難だった．
8. _____ 患者が頭上にあるキャビネットから物を取り出すことができるようにするために，6 週間以内に右肩の自動関節可動域を正常範囲まで高める．
9. _____ 外来で週に 3 回の予定．
10. _____ 痛みなしで機能的距離を歩行できるようになるために，3 週間以内に正常な歩行パターンが行えるようになる．
11. _____ 1990 年より慢性閉塞性肺疾患の病歴がある．
12. _____ 第 8 胸髄域に見られる知覚低下．
13. _____ 他動関節可動域：左右下肢とも正常．
14. _____ 引き続き家庭訓練プログラムを教える予定．
15. _____ 歩行：1 人の軽介助を必要とし，松葉杖を使用して右の下肢に体重の 10% を負荷した状態で約 50 m を 2 回．
16. _____ 10 分間座った後に，左側腰痛を訴える．
17. _____ 病歴：1990 年に一過性脳虚血発作．さらに動脈硬化性心疾患，うっ血性心疾患．
18. _____ 患者はさらに訓練を受けるために，在宅保健サービスへ委託されている．
19. _____ トイレ動作（後始末）の際に，左膝の痛みが再発．
20. _____ 患者のリハビリテーションで回復する可能性は高い．
21. _____ 右手首に 1.5–2.0 W/cm^2 の超音波を水中で負荷．
22. _____ 患者のゴール：2 週間の訓練の後に，介助なしで自宅へ帰ること．

パート II. 以下の A の記述のうちで，問題点リストに属するものには "問題点リスト" を，短期ゴールに属するものには "短期ゴール" を，長期ゴールに属するものには "長期ゴール" を，要約に属するものには "要約" をそれぞれ記入しなさい．注意：問題点リスト中の各問題には，それに対応する長期および短期ゴールがあります．

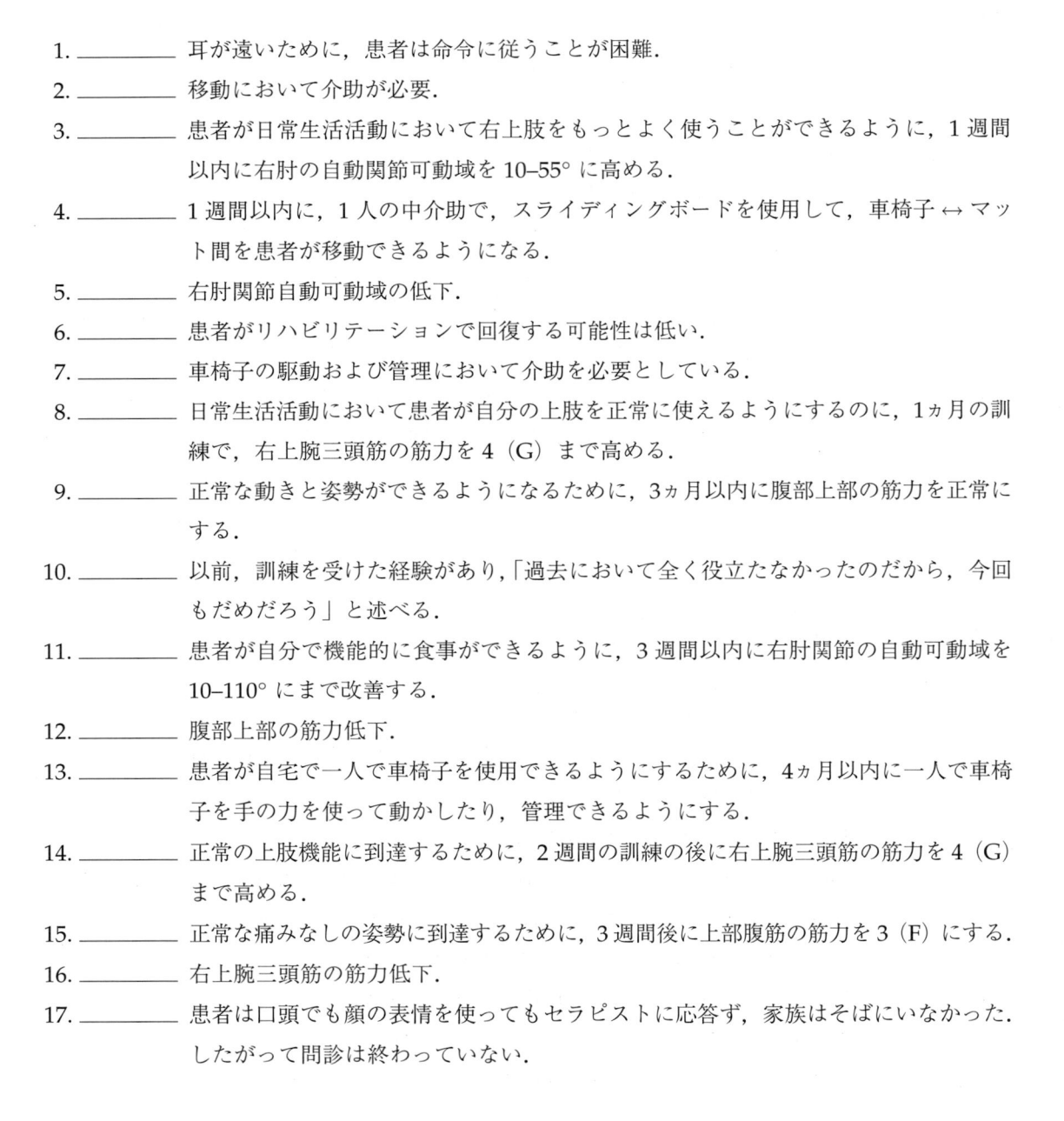

1. _____ 耳が遠いために，患者は命令に従うことが困難．
2. _____ 移動において介助が必要．
3. _____ 患者が日常生活活動において右上肢をもっとよく使うことができるように，1週間以内に右肘の自動関節可動域を 10–55° に高める．
4. _____ 1週間以内に，1人の中介助で，スライディングボードを使用して，車椅子↔マット間を患者が移動できるようになる．
5. _____ 右肘関節自動可動域の低下．
6. _____ 患者がリハビリテーションで回復する可能性は低い．
7. _____ 車椅子の駆動および管理において介助を必要としている．
8. _____ 日常生活活動において患者が自分の上肢を正常に使えるようにするのに，1ヵ月の訓練で，右上腕三頭筋の筋力を 4（G）まで高める．
9. _____ 正常な動きと姿勢ができるようになるために，3ヵ月以内に腹部上部の筋力を正常にする．
10. _____ 以前，訓練を受けた経験があり，「過去において全く役立たなかったのだから，今回もだめだろう」と述べる．
11. _____ 患者が自分で機能的に食事ができるように，3週間以内に右肘関節の自動可動域を 10–110° にまで改善する．
12. _____ 腹部上部の筋力低下．
13. _____ 患者が自宅で一人で車椅子を使用できるようにするために，4ヵ月以内に一人で車椅子を手の力を使って動かしたり，管理できるようにする．
14. _____ 正常の上肢機能に到達するために，2週間の訓練の後に右上腕三頭筋の筋力を 4（G）まで高める．
15. _____ 正常な痛みなしの姿勢に到達するために，3週間後に上部腹筋の筋力を 3（F）にする．
16. _____ 右上腕三頭筋の筋力低下．
17. _____ 患者は口頭でも顔の表情を使ってもセラピストに応答ず，家族はそばにいなかった．したがって問診は終わっていない．

第 11 章　Assessment（A）：評価の書き方：IV—要約

パート III．以下の A の記述を，より明確で**簡潔**かつ**専門的**な形に書き改めなさい．

1. 患者が一人で車椅子を使用できる見込みは非常に低い．
   解答：_____

2. 患者に聴覚障害があるために，私の言ったことに対して返事せず，指示にも従わなかった．
   解答：_____
   _____

3. 私が初回の問診を行おうとしている間，患者はどの質問にもまともに答えることはなく，常にとらえどころのない返事をした．
   解答：_____
   _____

解答例は付録 A を参照．

Assessment（A）：評価の書き方：IV—要約：ワークシート2

パートI．以下の記述のうち，Aのカテゴリーに入れるべきものについては，番号の次の空白に"A"と記入しさない．SとOについても記入の仕方は同じ．ノートの問題点の部分に属する情報には，"問題点"と記入しなさい．

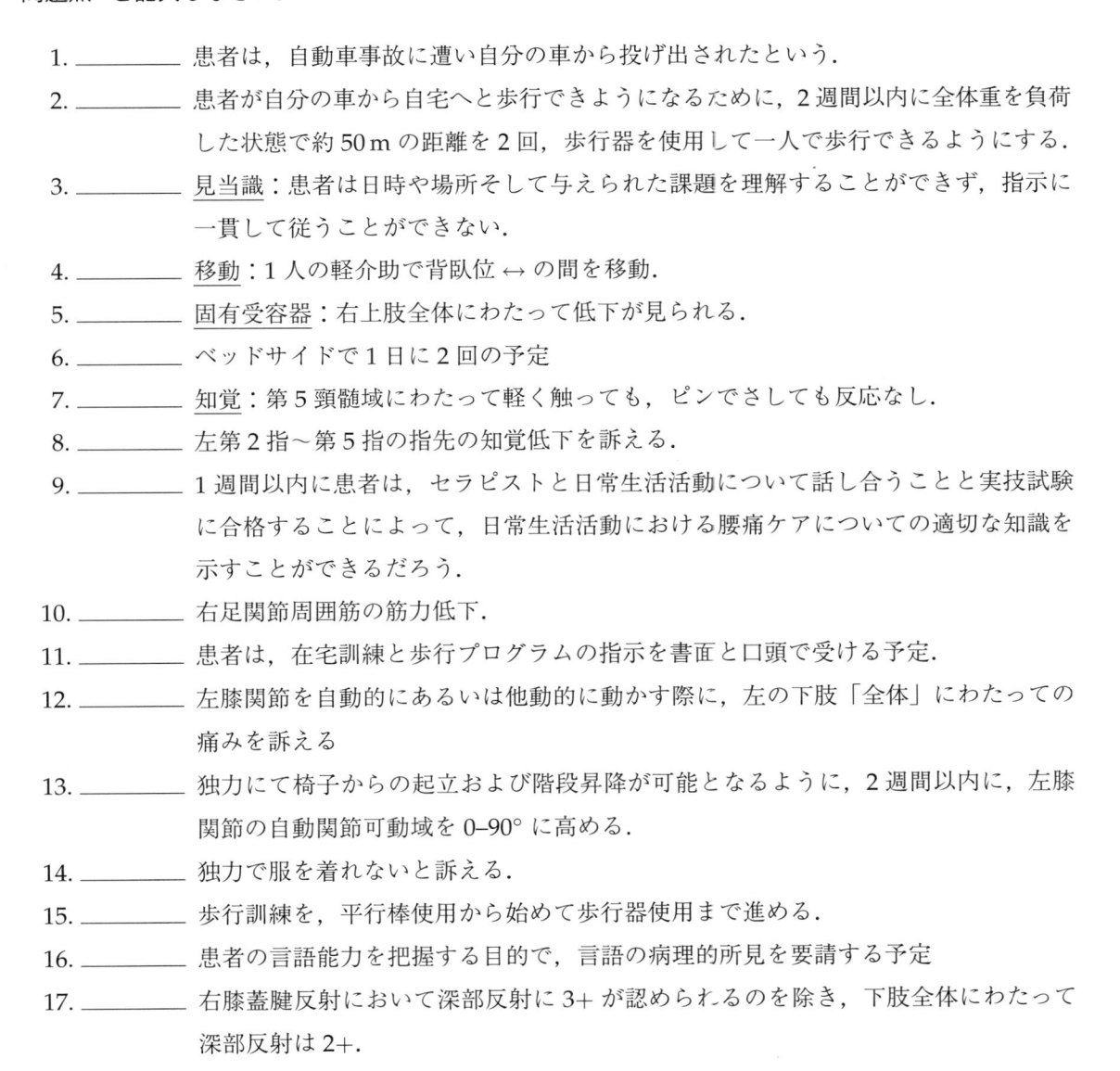

1. _____ 患者は，自動車事故に遭い自分の車から投げ出されたという．
2. _____ 患者が自分の車から自宅へと歩行できようになるために，2週間以内に全体重を負荷した状態で約50 mの距離を2回，歩行器を使用して一人で歩行できるようにする．
3. _____ 見当識：患者は日時や場所そして与えられた課題を理解することができず，指示に一貫して従うことができない．
4. _____ 移動：1人の軽介助で背臥位 ↔ の間を移動．
5. _____ 固有受容器：右上肢全体にわたって低下が見られる．
6. _____ ベッドサイドで1日に2回の予定
7. _____ 知覚：第5頸髄域にわたって軽く触っても，ピンでさしても反応なし．
8. _____ 左第2指～第5指の指先の知覚低下を訴える．
9. _____ 1週間以内に患者は，セラピストと日常生活活動について話し合うことと実技試験に合格することによって，日常生活活動における腰痛ケアについての適切な知識を示すことができるだろう．
10. _____ 右足関節周囲筋の筋力低下．
11. _____ 患者は，在宅訓練と歩行プログラムの指示を書面と口頭で受ける予定．
12. _____ 左膝関節を自動的にあるいは他動的に動かす際に，左の下肢「全体」にわたっての痛みを訴える
13. _____ 独力にて椅子からの起立および階段昇降が可能となるように，2週間以内に，左膝関節の自動関節可動域を0–90°に高める．
14. _____ 独力で服を着れないと訴える．
15. _____ 歩行訓練を，平行棒使用から始めて歩行器使用まで進める．
16. _____ 患者の言語能力を把握する目的で，言語の病理的所見を要請する予定
17. _____ 右膝蓋腱反射において深部反射に3+が認められるのを除き，下肢全体にわたって深部反射は2+．

SOAPノート・マニュアル

パートII．以下のAの記述のうちで，問題点リストに属するものには"問題点リスト"，短期ゴールに属するものには"短期ゴール"，長期ゴールに属するものには"長期ゴール"，要約の部分に属するものには"要約"をそれぞれ記入しなさい．注意：問題点リスト中の各問題には，それに対応する長期および短期ゴールがあります．

1. ＿＿＿＿＿ 患者が自宅で歩行できるようになるために，2週間の訓練の後に装具なしで平面上で約12mの距離を2回と，4段の階段を独力で歩行できるようにする．
2. ＿＿＿＿＿ 軽度錯乱状態があるため，徒手筋力検査の間に抵抗に逆らえという指示に従うことができない．
3. ＿＿＿＿＿ 患者が日常生活活動において自立できるように，1週間の訓練の後に，1人の軽介助で背臥位 ↔ 座位の間を移動できる．
4. ＿＿＿＿＿ 4日間の訓練の後に，右下肢周囲長が，あらゆる部位で1cm減少．
5. ＿＿＿＿＿ 移動において介助が必要．
6. ＿＿＿＿＿ 3日間の訓練の後に，平行棒内で1人の軽介助で，約3mの距離を2回まで歩行の依存度を低下させる．
7. ＿＿＿＿＿ 患者が痛みなしに日常生活活動を行うために，1回の訓練のセッションの後に，説明書を利用して，経皮的電気刺激器を操作できるようにする．
8. ＿＿＿＿＿ 浮腫のため右下肢の周囲長が増大．
9. ＿＿＿＿＿ 右下肢の状態を正常な状態に回復させるために，10日間の訓練の後に，右下肢周囲長を，左下肢と同様になるまで低下する．
10. ＿＿＿＿＿ 患者移動の介助法の指導を受けに妻がセラピーに来ることを患者が拒否しているため，妻の介助によって移動するというゴールは達成されないであろう．
11. ＿＿＿＿＿ 経皮的電気刺激器を使用する際の依存性．
12. ＿＿＿＿＿ 2週間の訓練の後に，背臥位 ↔ 座位，座位 ↔ 立位，便器に座った状態 ↔ 離れた状態へと一人で移動できるようにする．
13. ＿＿＿＿＿ 過去1週間の患者の吐き気により，訓練は中止された．
14. ＿＿＿＿＿ 痛みのない自立した日常生活活動を確実なものとするために，3回の訓練の後，痛みのコントロールのための経皮的電気刺激器の管理を自立する．
15. ＿＿＿＿＿ 患者が衣服着脱が自立するよう訓練するためには，作業療法が有望と思われる．
16. ＿＿＿＿＿ 歩行の依存性．

パートIII．以下のAの記述を，より明確で簡潔かつ専門職らしい形に書き改めなさい．

1. 患者が落ちつきがなく多弁なため，問診を終了することが難しかった．

第 11 章　Assessment（A）：評価の書き方：IV—要約

　　解答：_____
_____

2. 歩行中に患者が排便をしたため，初期評価を完了するのに十分な時間がなかった．
　　解答：_____
_____

3. 患者は一人で車椅子を手の力で動かしたり，管理できるようになるだろうが，おそらく歩行ができるようにはならないだろう．
　　解答：_____
_____
_____

解答例は付録 A を参照．

第 11 章　Assessment（A）：評価の書き方：IV—要約

復習用ワークシート：SOA

パート I．このワークシートの最後に解答用紙があります．以下の資料をもとにして，直接解答用紙に **SOAP** ノートを書きなさい．

　以下の資料はあなたが診療記録を読み，患者と面談し，患者に対し客観的な検査を行った際に取ったメモだと想定しなさい（メモを取るにあたっては，**XYZ** 病院が定めている略語を使わず，文体にも別段注意を払わなかったものとします）．

　ノートの問題点，**S**，**O** の部分の情報と，**A** の部分の開始までを解答用紙に書きなさい（残る **A** の部分の作成については，さらに指示が与えられます）．作成したノートが，**XYZ** 病院において患者の医療記録の一部として採用される形になるように努力してください．（日本語版では，略語の使用は任意とする．）

診療記録より

　　診断の結果は：右股関節に変性疾患．〔日付け〕に股関節全置換術

問診より

- 右股関節の痛み——手術での縫合部——移動中に 7 の痛み——座っている間は 3 の痛み（0＝痛みなし，10＝最大の痛み）
- 入院以前——常に 9 か 10 の痛み
- 自宅における段差は 1 段——手すりは昇るときに右手側にあり
- ポータブルトイレ，歩行器，杖を所有している
- 94 年 10 月 1 日に左の全置換術を受ける
- 入院する直前——自助具を必要としない
- 妻と生活——自宅で
- 退職——趣味は庭の手入れ
- 退院後に妻と共に自宅へ帰る予定
- 最終的には，庭の手入れや庭での諸作業ができるようになりたい
- 股関節の全置換術を受ける患者に与えられる一般的な諸注意事項が告げられていない

評価結果より

- 座った姿勢から立ったりその逆をするときには，1 人の中程度の手助けが必要
- 仰向けから座ったりその逆をするときには，1 人の軽い手助けが必要

SOAPノート・マニュアル

車椅子からマットに移ったりその逆をするときには，1人の中程度の手助けが必要

トイレでの移乗については調べられていない

上肢の自動関節可動域は正常

左右全体にわたり上肢の力は4+（G+）（筋群テスト）

左下肢筋力は全体にわたって4（G）（筋群テスト）

左下肢全体の自動関節可動域は正常

右下肢——腰部と膝における筋力は1(T)——足関節背屈4+から5（G+からN）——足関節底屈は少なくとも筋力2（P）であるが，体重を負荷できない状態であるためにさらにテストは行わなかった

右下肢，足関節自動関節可動域は正常，股関節屈曲他動関節可動域は0から20°，股関節外転は0から10°，股関節伸展は0°，股関節内転と内外旋については，股関節に最近手術を受けたことがあるためテストは行わなかった——膝関節：0から70°

切開——長さ10cm——縫合部無傷——右の転子の大部分にわたって——順調に治癒へ向かいつつある

1人の中程度の手助けにより平行棒内で立位保持——1分間を2回——右足に10%の部分体重負荷

リハビリで回復する見込みは高い（専門職としての意見）

Aの作成

ノートの評価の部分を書くにあたっては，以下の指示に従うこと．

問題点リストの作成は，ノートのSとOの部分に基づいて行うこと．

1. ノートのSの部分の主訴の箇所を見て，この件に関する問題点を記述しなさい．
    問題点：_____

2. 股関節全置換術を受ける患者への一般的な諸注意についての患者の知識について書かれた箇所を見て，この件に関する問題点を記述しなさい．
    問題点：_____

3. ノートの移動について書かれた箇所を見て，この件に関する問題点を記述しなさい．
    問題点：_____

4. 上肢の筋力について書かれた箇所（ノート中，このことに関する情報が含まれているすべての箇所）を参照しなさい．筋力は正常ではないが，患者が70代であるなら，4+（G+）という筋力は正常とみなすことができます．この件については問題点を記述しません．

5. 左下肢の筋力について書かれた箇所（ノート中，このことに関する情報が含まれているすべての箇所）を見て，この件に関する問題点を記述しなさい．
    問題点：_____

第 11 章　Assessment（A）：評価の書き方：IV—要約

6. 右下肢について書かれた箇所を見て，右下肢に関して 2 つの問題点を記述しなさい．

　　問題点 a：＿＿＿＿＿＿＿＿＿＿＿＿＿＿＿＿＿＿＿＿＿＿＿＿＿＿＿＿＿＿＿＿＿

　　問題点 b：＿＿＿＿＿＿＿＿＿＿＿＿＿＿＿＿＿＿＿＿＿＿＿＿＿＿＿＿＿＿＿＿＿

7. 歩行に関する患者の状態について書かれた箇所を見て，この件に関する問題点を記述しなさい．

　　問題点：＿＿＿＿＿＿＿＿＿＿＿＿＿＿＿＿＿＿＿＿＿＿＿＿＿＿＿＿＿＿＿＿＿＿

優先順位の決定

1. 最初に機能に注目します．股関節全置換術の注意事項に関しての知識がないと，運動の間に患者が股関節を著しく痛めたり，痛みを増加させてしまうことがあり得ます．解答用紙には，この件を第 1 の問題点として書きなさい．

2. 歩行と移動が最も機能的な問題です．この 2 つを第 2，第 3 の問題点として解答用紙に記述しなさい（歩行の前に移動が必要）．

3. 患者が機能的距離を歩行したり，一人で移動することができるようになるためには，筋力に関する問題のうち，まず左下肢の問題を解決する必要があると思われます．これを第 4 の問題点として解答用紙に書きなさい．

4. 右下肢の筋力が増加するにつれて，患者の他動関節可動域と自動関節可動域が向上します．また，右下肢の力と自動関節可動域が向上するにつれ，患者の痛みは減少します．このように，右下肢は他の様々な問題に影響を及ぼします．以上のことから，右下肢の筋力についての問題を第 5 の問題点として解答用紙に書きなさい．また，他動関節可動域についての問題を第 6 の問題点として書きなさい．

5. 患者が治癒に向かい，さらに他の問題が解決されるにつれて患者の痛みは次第に減少します．このことにより患者にとっての痛みの重要性がなくなるわけではありません．治療訓練に参加することにより患者の痛みは比較的早く減少します．したがって XYZ 病院では，股関節全置換術を受けた患者に対して通常特別な痛みの管理は行いません．この件を第 7 の問題点として書きなさい．

長期ゴール

ノートで示された情報を用いて，以下の各問題について長期ゴールを設定しなさい．

1. 患者は股関節全置換術の一般的な注意事項について知識がありません．あなたの判定では，患者は 2 週間以内にその注意事項を述べることができるようになり，一人で実践できるようになるとします．このことを第 1 のゴールとして解答用紙に記述しなさい．

2. 患者が移動するためには介助が必要です．あなたの判定では，患者は 2 週間後に一人で移動（あなたのノートには具体的な移動の種類が明記されている）できるとします．第 2 のゴールとして

SOAPノート・マニュアル

解答用紙に記述しなさい．

3. 患者は歩行に際し介助が必要で，実際歩行できません．あなたの判定では，患者は2週間後に一人で歩行できるようになるとします（患者が自宅の玄関から中へ入るのに，どのように昇降するかを必ず調べて記入すること）．またあなたは，患者が歩行器を使えるようになると判定するとします．第3のゴールとして解答用紙に記述しなさい．

4. 左下肢の筋力は全体的に4（G）です．あなたの判定では，患者は2週間以内に筋力5（N）にまで到達するとします．第4のゴールとして解答用紙に記述しなさい．

5. 右下肢の自動関節可動域と筋力は明らかに減少しています．あなたの判定では，患者は2週間以内に，股関節屈曲，伸展，内転，外転の筋力が少なくとも筋力3（F）（保険会社等のために，3/5のように書くこと）に到達するとします．第5のゴールとして，解答用紙に記述しなさい．

6. あなたの判定では，患者は2週間以内に右股関節の自動関節可動域0–90°と，右股関節外転と伸展が正常で痛みがない状態（前もって問題点7も見ておくこと）に到達するとします．第6のゴールとして，解答用紙に記述しなさい．

7. 患者は右股関節の痛みを訴えています．この件に関するゴールは，上記の自動関節可動域に関するゴールと一緒にします．

短期ゴール

長期ゴールのリストに基づいて短期ゴールを設定しなさい．

1. 第1の長期ゴール（注意事項）を参照しなさい．あなたがノートの中で注意事項について何と書いたかを参照しなさい．あなたの判定では，患者は3日以内に求められればいつでも注意事項の内容を正確に言えるようになります．このことを第1の短期ゴールとして解答用紙に記述しなさい．

2. 第2の長期ゴール（移動）を参照しなさい．（あなたのノートを見て）患者の現在の機能状態を調べなさい．まず，あなたの判定では，患者は3日後に座位・立位間，車椅子・マット間の移動を1人の軽介助で行えるまでに依存度を減少できます．これを第2の短期ゴールとして，解答用紙に記述しなさい．次に，あなたの判定では，患者は1週間後に独力で背臥位・座位間を移動できます．これを第3の短期ゴールとして解答用紙に記述しなさい．トイレでの移動に関しては，まだ調べていないのでゴールを設定できません．

3. 第3の長期ゴール（歩行）を参照しなさい．あなたのノートに書かれた患者の現在の状態について調べなさい．あなたの判定では，平行棒を使っての歩行に必要な介助は，3日以内に1人の軽介助になります．さらにあなたの判定では，同じ期間内に患者は約3mを2回歩行できるようになります．これを第4の短期ゴールとして解答用紙に記述しなさい．

4. 第4の長期ゴール（左下肢筋力）を参照しなさい．患者の現在の状態について調べなさい．あな

第11章　Assessment（A）：評価の書き方：IV—要約

たの判定では，患者は3日後に自分の部屋での左下肢の運動プログラムを一人でできるようになります．これを短期ゴールとして解答用紙に記述しなさい．

5. 次に，あなたの判定では，患者が筋力5（N）（5/5）の力に到達するためには2週間かかりますが，1週間後には筋力4+（G+）に到達できるはずです．これを短期ゴールとして解答用紙に記述しなさい．

6. 第5の長期ゴール（右下肢筋力）を参照しなさい．あなたの判定では，患者は1週間以内に右股関節全体と膝の筋力が少なくとも筋力2（P）（2/5）になるでしょう．このゴールを解答用紙に書きなさい．

7. 第6の長期ゴール（右下肢の自動関節可動域）を参照しなさい．あなたの判定では，患者の自動関節可動域は1週間以内に股関節屈曲0–90°，外転および伸展は正常になるでしょう．さらにあなたの判定によると，患者は1週間以内に自動関節可動域訓練で5程度の強さになったという具合に自分の右股関節の痛みを表現できるようになるでしょう．この情報を加えたうえで，解答用紙に短期ゴールを書きなさい．

復習用ワークシート SOA 解答用紙

パート II. 以下の解答用紙を使ってノートの問題点，S，O，そして A の部分を書きなさい．スペースが足りない場合には，必要に応じて，さらに何枚か解答用紙を使ってもかまいません．

第 11 章　Assessment（A）：評価の書き方：IV—要約

問題点リスト：

    1. _____
    2. _____
    3. _____
    4. _____
    5. _____
    6. _____
    7. _____

長期ゴール：

    1. _____
    2. _____
    3. _____
    4. _____
    5. _____
    6. _____

短期ゴール：

    1. _____
    2. _____
    3. _____
    4. _____
    5. _____

SOAPノート・マニュアル

6. _____
7. _____
8. _____

パートIII. パートIIと同じ情報を使って，以下の解答用紙に機能的帰結書式の問題点，S，O，そしてAの部分を書きなさい．スペースが足りない場合には，必要に応じて，さらに何枚か解答用紙を使ってもよいでしょう．ヒント：問題点リスト，長期ゴール，そして短期ゴールを書く欄の空欄の数は，機能的帰結書式を作成する上で多すぎることもあり得ます．

第 11 章　Assessment（A）：評価の書き方：IV—要約

SOAP ノート・マニュアル

問題点リスト：

1. _____
2. _____
3. _____
4. _____
5. _____
6. _____
7. _____

予測される機能的帰結：

1. _____
_____
2. _____
_____
3. _____
_____
4. _____
5. _____
_____
6. _____
_____

短期ゴール

1. _____
_____
2. _____
_____
3. _____
4. _____
_____
5. _____
_____

第 11 章　Assessment（A）：評価の書き方：IV—要約

6. _____
_____
7. _____
_____
8. _____
_____
_____

解答例は付録 A を参照．

第12章
Plan（P）：計画の書き方

　ノートの計画（P）の項目で扱われるのは患者の治療計画です．それぞれの短期ゴールを達成するための治療は，1つまたはそれ以上あります．計画に信頼できる情報が盛り込まれなければならないのは，SやOを作成するのと同様です．なお，退院時ノートにおいて計画を作成する場合には，いくらかの変更を加える必要があります．

計画の項目にある情報

　計画（P）の項目に含めるべき情報は以下のとおりです．

1. 1日あるいは1週間につき患者が診断や治療を受ける回数．
2. 患者が受けることになる治療（どれくらい具体的に詳しく書くかは病院・施設により異なる．治療記載の詳細については以下を参照．ワークシートを作成するという目的からすれば，ある程度詳細な記述が求められる）．
3. 退院時ノートの場合には，退院後の患者の連絡先と治療，訓練を受けた回数．

　次の情報もまた，しばしば計画の項目に含まれます．

4. 治療，訓練を受ける場所（ベッド端，治療室，プール，自宅）．
5. 治療，訓練の進行．
6. さらに評価や再評価を受ける予定．
7. 退院の予定．
8. 患者とその家族への教育（例：家庭訓練プログラムに関する計画，患者あるいはその家族にこれまで行われた指導．できればすべての家庭訓練プログラムの書類〔もちろん署名と日付入り〕をコピーして添付すること）．

9. 必要な器具や機器類．患者に対して処方されたり，（退院時ノートの場合）患者が購入した器具や機器類．
10. 他のサービスへの委託．今後の治療や委託照会について，主治医と相談する計画がある場合．

以上の事柄に関する例を次に挙げます．

■ 例 ■

P：will be seen 3 ×/wk. as an outpatient. Will receive pulsed US to Ⓡ anterior shoulder at 1.5 W/cm² for 5min. followed by PROM & AROM exercises to Ⓡ shoulder. Exercises will be followed c̄ an ice pack to Ⓡ shoulder for 15 min. Pt. will be instructed in home exercise program for Ⓡ shoulder AROM (attached).
＜訳＞
P：外来患者として週に 3 回治療を受ける．右肩前方に超音波治療を 5 分間 1.5 W/cm² 受け，次に右肩に他動関節可動域と自動関節可動域訓練を行う．訓練の後には，右肩に 15 分間アイスパックを施す．患者は右肩のための自動関節可動域の家庭訓練プログラム（添付）について指示を受ける．

ノートの計画（P）の項目には，患者の治療のための計画（患者が受ける予定の治療）が書かれます．これはノートの客観的情報（O）の項目に治療や治療への反応について記述する状況とは異なります．治療がノートの客観情報（O）の項目に書かれる場合には，患者に対してその日に行われた治療そして，あるいは治療への患者の反応を具体的に記述します．

■ 例 ■

O: Reaction to Rx: Tolerated 10 reps each of quad sets & SLR to Ⓛ LE; c̄ 10th repetition of SLR Pt.'s quadriceps were fatigued & pt. could no longer perform SLR.
＜訳＞
O：訓練への反応：大腿四頭筋の等尺性収縮訓練と左下肢への SLR を各 10 回反復可能．SLR の 10 回目では患者の大腿四頭筋は疲労し，患者はそれ以上 SLR を行うことができなかった．
P: Cont. c̄ quad sets & SLR 3 ×/wk. as an O.P. Will progress to 20 reps as tolerated.
＜訳＞
P：大腿四頭筋の等尺性収縮訓練と SLR を外来で週に 3 回続ける．反応に応じて 20 反復にまで進める予定．

短期ゴールとの関係

いったん短期ゴールが設定されると，次にそれぞれのゴールの達成のために治療計画が立てられます．1 つの訓練をすることにより，1 つ以上のゴールが達成されることもあり得ます．実際，治療プ

ログラムの確立は，最も効率的な形でゴールを達成するために有益であり，経済面からも適切であるといえます．治療プログラムの作成に際して考慮に入れなければならないものとしては，各短期ゴール，患者が治療・訓練に当てる時間，患者の耐久性の程度，患者の退屈度の程度が挙げられます．

■ 例 ■

A: Long term goals：
1. Indep walker amb on level surface FWB for 70 ft.× 2 & 1-step elevation within 10 days.
2. Ⓡ quadriceps strength of at least F within 10 days.

Short term goals：
1. Amb c̄ walker 50% PWB Ⓡ LE for ～20 ft. × 2 within 1 wk. (from 1st long term goal above).
2. Pt. will indep demonstrate exercises that he is to perform in his room within 2 Rx sessions (from 2nd long term goal above).
3. Pt. will demonstrate Ⓡ quadriceps strength of at least P within 1 wk. (from 2nd long term goal above).

P: BID in dept: amb training c̄ a walker beginning c̄ 50% PWB & progressing wt. bearing & distance as tolerated per physician's order (from 1st short term goal); Pt. will be given written & verbal instruction in exercise program to be performed in his room (attached) (from 2nd short term goal); AAROM progressing to AROM exercises Ⓡ knee emphasizing quadriceps functioning (from 3rd short term goal).

〈訳〉

A: 長期ゴール：
1. 10日以内に，平面上を全体重を負荷した状態で21 mの歩行を2回と1段の段差昇降を歩行器を用いて自立する．
2. 10日以内に，右大腿四頭筋の筋力を少なくとも筋力3（F）にする．

短期ゴール：
1. 1週間以内に，右下肢に体重の50%を負荷した状態で約6 mの距離を2回，歩行器を用いて歩行できるようにする（上記の長期ゴールの1より）．
2. 2回以内の訓練で，これから先自分の部屋で行う予定の訓練を患者が一人でやってみせることができるようになる（上記の長期ゴールの2より）．
3. 1週間以内に，患者が自分の右大腿四頭筋の筋力が少なくとも筋力2（P）であることを示せる（上記の長期ゴールの2より）．

P：1日2回，当科で：歩行器を用いた歩行訓練を50%の部分体重負荷から開始し，負荷する体重と歩行距離を主治医の指示により，耐久性に応じて増していく（短期ゴール1から）．患者は自分の部屋で行う訓練プログラムを書面および口頭で指示される（書面は添付）（短期ゴール2から）．右膝関節の自動介助可動域を自動関節可動域にまで進めていく．大腿四頭筋の機能を重視する（短期ゴール3から）．

治療記録

治療計画を作成するにあたり，考慮すべき点は以下のとおりです．
 治療法：
  種類
  場所
  時間
  程度（ホットパック：タオルの厚み）
  姿勢（最良かつもっとも快適な姿勢）
  例：
   超音波：W/cm^2，時間，場所，姿勢，反応，カップリング剤
   電気刺激：電流の種類，強さ，筋収縮の種類，場所，時間，姿勢
 歩行：
  距離
  介助のレベル
  器械器具
  時間
  体重負荷の状態
  歩行パターン
 訓練：
  四肢か体幹か
  種類
  反復回数
  姿勢
  使用する器械器具
  変更修正
  加える抵抗の量（あるいは使用する重量）
  家庭訓練プログラム（医療記録の一部として退院時ノートに添付されることもある）：
   ゴール，あるいはプログラムを行う短い理由説明
   方法についての具体的な説明
   姿勢
   指示：難解ではなく，患者に分かる言葉を使うこと
   1セッションにおける反復回数と1日におけるセッションの回数

SOAPノート・マニュアル

　　進行
　　器械器具
　　注意事項

機能的帰結SOAPノート書式を用いての計画作成

　計画作成の際にセラピストが書くことは，これから先，自分が何を行おうと計画しているかです．どのノート書式を使おうとも，治療計画自体は変わりません．したがって，機能的帰結SOAPノート書式を用いたとしても，計画の部分が違ったものになることはありません．

中間ノートにおける計画と変更

　患者の状態が再評価されたり新しい短期ゴールが設定されるのに応じて，治療計画を変更する必要があります．変更が必要となる場合には，中間ノートの中で明記されなければなりません．主観的または客観的発見とゴールの変化もこの中で言及されなければなりません．
　病院・施設によっては，変化の有無にかかわらず，あらゆる中間ノートに計画の記入を求めるところがあります．変化がない場合には，「以前に示されたプログラムを続行する」とか「これまでと同じプログラムを続行する」といった表現が用いられることもあります．

退院時ノートにおける計画

　一般的に次のような情報が簡潔に記載されるべきです．

1. どんな治療が行われたか．
2. 家庭訓練プログラムについての指示が与えられたかどうか．
3. 他に何か指示が与えられたかどうか．
4. 患者が購入した器具機器（ウェート，自助具，ロールなど）．
5. 在宅での健康管理に関連する専門職への照会がなされたかどうか．

　もし，何らかの種類の指示が与えられる場合には，次のような情報が考慮されるか，記録されるべきです．
　指示を受けたのは誰なのか（患者か，患者の家族か）．
　指示の種類（口頭，文書，実演のいずれによるものか）．

患者または患者の家族が，与えられた指示をどれだけ達成したか（一人でできる，指示された内容を正確に言葉で伝えることができる，日常生活活動に必要な注意事項を言うことができる）．

退院時ノートにはまた，以下の情報も含まれていなければなりません．

6. 患者が治療，訓練を受けた回数．
7. 患者が治療，訓練を受けなかったことがあるか，あればどのような場合にか．また理由はなぜか．
8. 治療の時間に現れなかったり，キャンセルした場合があれば，そのときの様子．
9. 退院後の患者の行き先（リハビリテーション・センター，重度障害者用施設，自宅）．
10. 退院の理由（ゴールの達成，他の施設への移動，患者からの治療・訓練の中止の要求，患者の死亡）．
11. 退院後の患者へのフォローアップ治療やケアの勧め．

■ 例 ■

P: Pt. was seen BID for gait & transfer training & Ⓛ LE AROM exercises 02-12-94 through 02-15-94. Pt. refused Rx in p.m. of 02-13-94 & a.m. of 02-14-94 2°severe nausea. D/C PT on this date p̄ 6 Rx sessions 2°D/C of Pt. from Hospital XYZ to home. Pt. & Pt.'s daughter were instructed in attached home program & given a copy of same program & Pt. was indep in same program. A walker was ordered for Pt. per Pt. request. Pt. will be followed by ABC Home Health PT.

<訳>
P：94年2月12日から94年2月15日まで，患者は歩行と移動訓練と左下肢自動関節可動域運動のために毎日2回治療を受けた．94年2月13日の午後と94年2月14日の午前に，患者は激しい吐き気のため訓練を拒否した．6回の訓練の後，XYZ病院から自宅へ退院したのでこの日理学療法を終了した．患者とその娘は，ここに添付された家庭訓練プログラムと同じプログラムの指導を受けたうえ，プログラムのプリントを1通を与えられ，患者は一人で同プログラムを実行できた．患者の要望により，歩行器が患者用に注文された．患者はABC在宅理学療法サービスにてフォローアップされる予定．

要約

ノートの計画（P）の部分は，患者のケアを計画するうえで最後の段階となっています．初期ノートと中間ノートでは，計画の部分は患者に対して用いられる治療の概略となります．退院時ノートでは，計画の部分は以下に挙げる情報の要約となります．すなわち，患者が受けた治療，治療の総数，患者が受けたあらゆる教育，患者に与えられた，あるいは購入した印刷物や機器器具，将来の治療やフォローアップ・ケアについての勧告です．

SOAPノート・マニュアル

　以下に続くワークシートでは，計画（P）に属する記述を選択し，計画の部分を作成する練習をします．このワークブックでは，誘導なしに適切な治療計画を立てることは要求されません．ここまでの本章の説明を復習し，ワークシートを完成して，答えあわせをしてみましょう．あなたは然るべき治療上の情報があれば，ノートの計画の部分が書けるようになっているはずです．

Plan（P）：計画の書き方：ワークシート1

パートI．以下の記述のうち計画のカテゴリーに入れるべきものには，番号の次の空白に **"P"** と記入しなさい．同様に，問題点の記述には **"問題点"**，主観的情報には **"S"**，客観的情報には **"O"**，評価には **"A"** と記入しなさい．

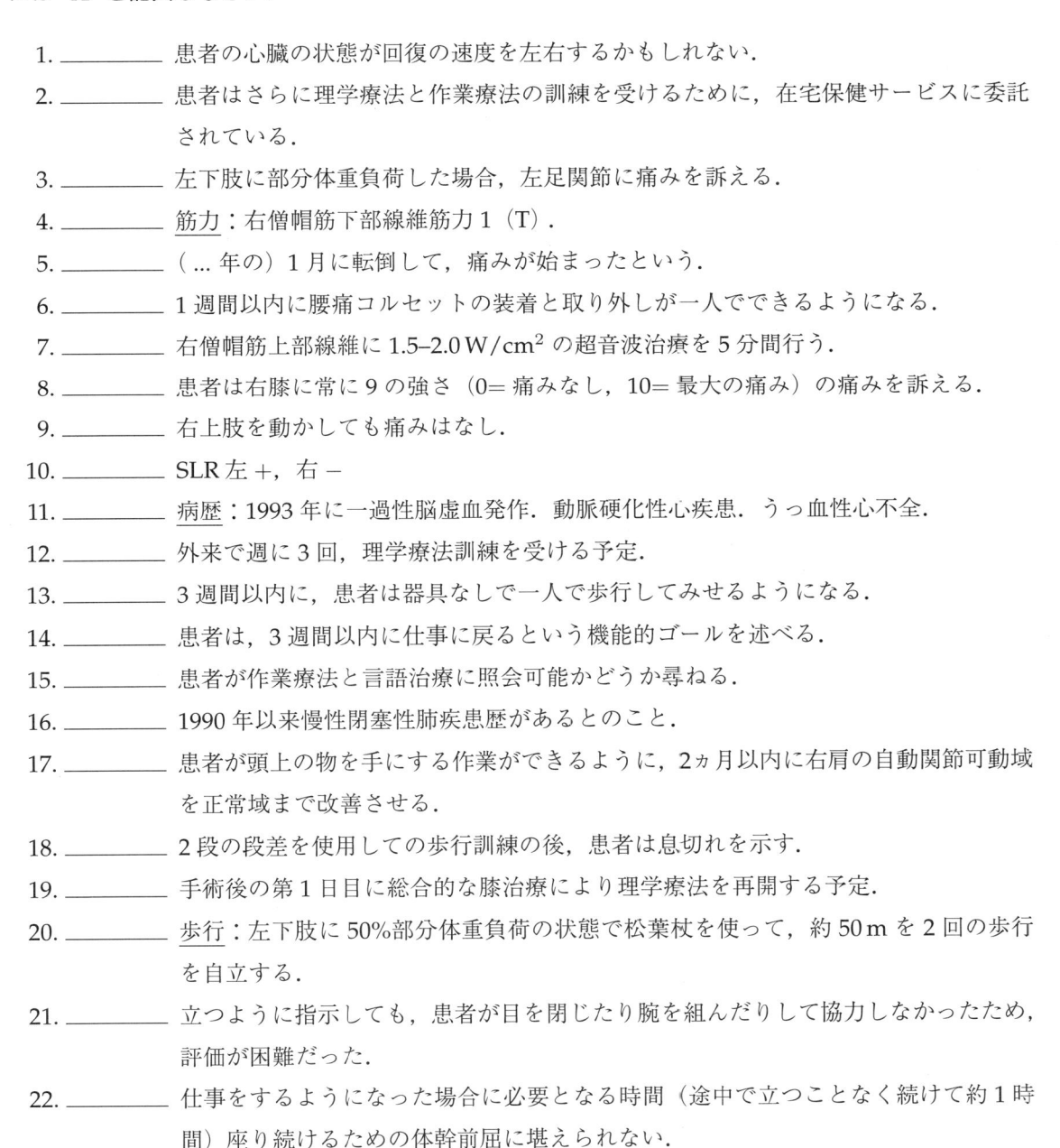

1. _____ 患者の心臓の状態が回復の速度を左右するかもしれない．
2. _____ 患者はさらに理学療法と作業療法の訓練を受けるために，在宅保健サービスに委託されている．
3. _____ 左下肢に部分体重負荷した場合，左足関節に痛みを訴える．
4. _____ 筋力：右僧帽筋下部線維筋力1（T）．
5. _____ （...年の）1月に転倒して，痛みが始まったという．
6. _____ 1週間以内に腰痛コルセットの装着と取り外しが一人でできるようになる．
7. _____ 右僧帽筋上部線維に1.5–2.0 W/cm^{2}の超音波治療を5分間行う．
8. _____ 患者は右膝に常に9の強さ（0=痛みなし，10=最大の痛み）の痛みを訴える．
9. _____ 右上肢を動かしても痛みはなし．
10. _____ SLR左＋，右－
11. _____ 病歴：1993年に一過性脳虚血発作．動脈硬化性心疾患．うっ血性心不全．
12. _____ 外来で週に3回，理学療法訓練を受ける予定．
13. _____ 3週間以内に，患者は器具なしで一人で歩行してみせるようになる．
14. _____ 患者は，3週間以内に仕事に戻るという機能的ゴールを述べる．
15. _____ 患者が作業療法と言語治療に照会可能かどうか尋ねる．
16. _____ 1990年以来慢性閉塞性肺疾患歴があるとのこと．
17. _____ 患者が頭上の物を手にする作業ができるように，2ヵ月以内に右肩の自動関節可動域を正常域まで改善させる．
18. _____ 2段の段差を使用しての歩行訓練の後，患者は息切れを示す．
19. _____ 手術後の第1日目に総合的な膝治療により理学療法を再開する予定．
20. _____ 歩行：左下肢に50%部分体重負荷の状態で松葉杖を使って，約50 mを2回の歩行を自立する．
21. _____ 立つように指示しても，患者が目を閉じたり腕を組んだりして協力しなかったため，評価が困難だった．
22. _____ 仕事をするようになった場合に必要となる時間（途中で立つことなく続けて約1時間）座り続けるための体幹前屈に堪えられない．

SOAPノート・マニュアル

パートII．以下の情報を，治療に関しての明確かつ簡潔な記述に書き直しなさい（文章を完全なものとするために，動詞を用いること）．

1. ホットパック——20分間——1日に2回——腰部
   解答：_____
   _____

2. 超音波——7分間——1平方センチあたり1.0ワット——右僧帽筋上部線維——1日に1回
   解答：_____
   _____

3. 1日に2回——膝の運動のプログラムにより患者を回復させる——プログラムの内容は添付
   解答：_____
   _____

パートIII．治療に関する以下の記述を読み，抜けている情報を指摘しなさい．

1. 患者はJobst Pump訓練を受ける予定　　　解答：_____
   _____
   _____
   _____

2. 患者は1日2回，クロラミン気泡浴を受ける予定　　　解答：_____
   _____
   _____
   _____
   _____
   _____

解答例は付録Aを参照．

Plan（P）：計画の書き方：ワークシート2

パートI. 以下の記述のうち計画のカテゴリーに入れるべきものには，番号の次の空白に "P" と記入しなさい．同様に，問題点の記述には "問題点"，主観的情報には "S"，客観的情報には "O"，評価には "A" と記入しなさい．

1. _____ 二頭筋の腱反射右 2+，左 3+．
2. _____ 歩行訓練を平行棒から始め，歩行器へと進めていく．
3. _____ 患者が階段を昇降できるようになるために，2週間以内に左膝の自動関節可動域を 0–115° に改善させる．
4. _____ 一人では室内便器を使用できないと訴える．
5. _____ 患者が自宅内を歩行できるように，2週間以内に50%部分体重負荷の状態で50mを2回一人で歩行器を使って歩行できるようにする．
6. _____ 体位変換：1人の重介助で背臥位 ↔ 座位．
7. _____ 自動車事故に遭い，患者の車の助手席側に打撃を受けたという．
8. _____ 患者は，退院後できるだけ早く秘書の仕事に復帰したいと考えている．
9. _____ 患者は指示になかなか従わず，多くの検査，測定の完了を困難にしている．
10. _____ ベッドサイドにて1日に2回診療を受ける．
11. _____ 右手首の傷跡に軽く触れただけで痛みを訴える．
12. _____ 知覚：第5腰髄域全体にわたり軽く触れても針でさしても消失．
13. _____ 左膝関節を自動運動としてまたは他動的に動かしても左下肢「全体」に痛みを訴える．
14. _____ 患者は，家庭訓練と歩行プログラムについての指示を書面と口頭で与えられる予定．
15. _____ 2週間以内に，右下肢自動関節可動域についての家庭訓練プログラムが一人でできるようになる．
16. _____ 固有受容器：左下肢全体にわたりわずかな低下が見られる．
17. _____ 服を着る際の介助について作業療法に要請する予定．
18. _____ この1週間中に患者が吐き気を催したり嘔吐したため，移動の訓練の進行が遅れた

パートII. 以下の情報をノートのPの部分用に書き直しなさい．

1. スー・スミスは外来患者として週に3回診療を受ける予定である．最初，あなたは彼女の右肩に対し，超音波を 1.5 W/cm^2 で7分間行う．すると彼女の右肩は動くようになる．フォローアップとしてアイスパックを20分間行う．さらに家庭訓練プログラムを彼女に指導し，自分のノートにその写しを1通添付する予定である．彼女が自宅では自分で何もできないと言っているた

め，彼女の主治医に対して，日常生活活動評価のために作業療法に照会できるかどうかを尋ねるつもりである．

P：_____
_____
_____
_____
_____
_____

2. ロドニー・レースカーは1日に2回治療を受ける予定である．彼は後遺症のある足のケアと足を保護する方法について指導を受けることになっている．今後彼は両足に対する抵抗をかけた関節可動域訓練を受ける．最初は1回につき10反復，次第に堪えられる反復数を高めていく方法を取る．歩行訓練については，右足に体重負荷せずに松葉杖を使用して行い，さらに移動訓練も行う予定．

P：_____
_____
_____
_____
_____
_____

解答例は付録 A を参照．

第12章 Plan（P）：計画の書き方

復習用ワークシート：SOAP

パートI．このワークシートの最後に解答用紙があります．以下の資料をもとにして，直接解答用紙にSOAPノートを書きなさい．

以下の資料はあなたが診療録を読み，患者と面談し，患者に対し客観的なテストを行った際に取ったメモです（メモを取るにあたっては，XYZ病院が定めている略語を使わず，文体にも別段注意を払わなかったものとします）．

情報をノートの問題点，S，そしてOの部分に分けて解答用紙に書きなさい（残るAとPの部分の作成については，さらに指示が与えられます）．作成したノートが，XYZ病院において患者の医療記録の一部として採用される形になるように努力しなさい．

診療記録より

右の脛骨遠位の骨折と，右の上腕骨近位の骨折．
患者の脛骨にはギプスが施され，骨折した上腕骨にはスリングが施されている．

問診より

体重を負荷すると右足関節に痛みを訴え，肘関節の自動介助可動域に際しては右の肩にかなりの痛みを訴える．
両親と生活——平屋——入口に1段あり——家の内部全体にカーペットが敷かれている
車椅子を使用した経験はなし
患者は右利き
現在は高校生で，退院後できるだけ早く学校に戻りたいと希望
在学中の学校は教育レベルが非常に高く，生徒間の競争も激しい．したがって完治するまで授業を休むことはできないと思いこんでいる
校舎は平屋で，校内に入るのには段差がない．しかし教室間の距離は約450 mにも達する．1日に7限の授業がある．校内の床はすべてリノリウム
治療，訓練には両親が付きそう．両親の話では，保険で車椅子を借りる予定

検査，測定結果より

左上肢——自動関節可動域と筋力は正常
右の肩は骨折しているため評価できず
右の肘の自動介助可動域は30–70°

SOAP ノート・マニュアル

右の手指と手関節の自動関節運動の速度は非常にゆっくりしているが，関節可動域を完全にするように患者を励ますと正常範囲になる

左下肢——自動関節可動域と筋力は正常

右下肢——膝，股関節は正常——自動関節可動域

右下肢——膝，股関節の筋力は正常

右下肢——右足関節と足に短下肢ギプスが施されているため，評価できず

右下肢——つま先は温かく色も自然で異常なし——つま先を小刻みに震わせることができる

初回のため，トイレへの移動は評価できず

座ったり立ったりするには，1人の介助者による重度の手助けが必要

背臥位から座位へ，またはその逆への移動には，1人の介助者による中等度の手助けが必要

車椅子からマットへ，またはその逆への移動には，1人の介助者による軽い手助けが必要

右下肢へ体重を負荷せず

右上肢へ体重を負荷せず

右足関節に初めて重心を移したとき悲鳴を上げる

車椅子のブレーキやレッグレストの管理ができない

左足と腕を使って車椅子を約3m動かしたが，疲労が激しく続けられなかった．1人の介助者による軽い手助けと口頭による指示が必要．

パートII．ノートの評価（A）と計画（P）の部分を書く際には，以下の指示に従いなさい．

1. Aの欄には，移動に関してまだ評価が済んでいないもの（その種類を明記すること）の評価がさらに必要であることを明記しておきなさい．患者が治療，訓練で急速に進歩する可能性は高いが，持久力が改善されるまでは学校で車椅子を動かす際に介助が必要となる見込みだということについても言及しておきなさい．
2. ノートのSとOの部分の記述に基づいて，問題点リストを作成しなさい．
   a. ノートのSの部分にある「主訴」の項目を参照しなさい．この件に関する問題点を記述しなさい．
      問題点：＿＿＿＿＿＿＿＿＿＿＿＿＿＿＿＿＿＿＿＿＿＿＿＿＿＿＿＿＿＿＿＿＿＿＿＿＿
   b. 左上下肢について言及している箇所を参照しなさい．状況を考慮すると，すべては正常に思われます．したがって，この件については問題点リストを書く必要はありません．
   c. 右上下肢について言及している箇所を参照しなさい．下肢については，足関節を除いてすべての部分が正常と思われますが，現時点では足関節に治療，訓練を施すことはありません．したがって，右下肢について書くことは何もありません．肘の自動介助可動域に注目してみましょう．下に右肘の自動介助可動域に関する問題点を記述しなさい．

問題点：＿＿＿＿＿＿＿＿＿＿＿＿＿＿＿＿＿＿＿＿＿＿＿＿＿＿＿＿＿＿＿＿＿＿＿

d. 右の手指と手関節の自動関節可動域について言及している箇所を参照しなさい．両者とも完全な自動関節可動域を失う危険があります．この件に関する問題点を記述しなさい．
問題点：＿＿＿＿＿＿＿＿＿＿＿＿＿＿＿＿＿＿＿＿＿＿＿＿＿＿＿＿＿＿＿＿＿＿＿

e. 移動の状態について言及している箇所を参照しなさい．この件に関する問題点を記述しなさい（問題点リストは要約であることを忘れないように）．
問題点：＿＿＿＿＿＿＿＿＿＿＿＿＿＿＿＿＿＿＿＿＿＿＿＿＿＿＿＿＿＿＿＿＿＿＿

f. 患者が車椅子を管理する能力について言及している箇所を参照しなさい．この件に関する問題点を記述しなさい．
問題点：＿＿＿＿＿＿＿＿＿＿＿＿＿＿＿＿＿＿＿＿＿＿＿＿＿＿＿＿＿＿＿＿＿＿＿

g. 患者が車椅子を動かす能力について言及している箇所を参照しなさい．この件に関する問題点を記述しなさい．
問題点：＿＿＿＿＿＿＿＿＿＿＿＿＿＿＿＿＿＿＿＿＿＿＿＿＿＿＿＿＿＿＿＿＿＿＿

優先順位の設定

まず機能を考慮に入れなさい．歩行，および車椅子を動かし管理することは最も機能的な問題です．これらを第1，第2，第3の問題点として解答用紙に記述しなさい（車椅子が使えるようになるためには移乗が必要となるので，移乗を第1に優先すること．車椅子のブレーキとフットレストの操作能力なしには，車椅子をうまく動かすことはできないし機能的でもありません．したがって，車椅子の操作を第2の問題点にすべきです）．

患者の右肘の自動介助可動域は問題点が解決されない限り，きっと機能に影響するでしょう．これをリストの第4の問題点とすること．

患者の手関節と指の自動介助可動域は低下する危険があります．もし低下すれば，患者自身の機能もまた確実に低下するでしょう．これを第5の問題点とすること．

確かに痛みは問題ですが，移乗の最中に右の下肢に体重を負荷したり免荷したりして時が経つにつれて痛みは自然と軽減するでしょう．したがって，この問題は患者の機能的な問題ほどには重要なものとはみなしません．しかし，この問題が患者にとっては重要なものであることに変わりはありません．これを第6の問題点として解答用紙に記述しなさい．

3. ノート中の情報を利用して，それぞれの問題点についての長期ゴールを設定しなさい（問題点については以下に個別的に挙げておきます）．
    a. 移動に際しては介助が必要．あなたの判定では，患者は10日後に自立できて痛みもなくなると考えられます（これは第1と第6の問題点を一緒にしたものです）．これを第1の長期ゴールとして解答用紙に書きなさい．

SOAP ノート・マニュアル

    b. 車椅子の操作に介助が必要．あなたの判定では，患者は10日後に自分でできるようになると考えられます（ノートを参照し，患者が歩行しなければならないすべての床を確認し，記述に含めること）．これを第2の長期ゴールとして解答用紙に書きなさい．

    c. 車椅子を動かすのに介助が必要．あなたの判定では，患者は10日後には自分でできるようになっていて，約30m進むことができると考えられます（ノートを参照し，患者が車椅子を動かすにあたって進まなければならないすべての表面の種類を確認し，記述に含めること）．これを第3の長期ゴールとして解答用紙に書きなさい．

    d. 右肘関節の関節運動に介助が必要であり，右肘の関節可動域が低下しています．あなたの判定では，患者は10日後には右肘の関節可動域訓練が一人でできるようになると考えられます．これを第4の長期ゴールとして解答用紙に書きなさい．さらにあなたの予測では，右肘関節の可動域は10日後には15–90°になっていると考えられます．これを第5の長期ゴールとして解答用紙に書きなさい．

    e. 患者の右手関節と指の自動関節可動域は低下する危険性があります．あなたの判定では，これが10日後には正常な状態に改善し痛みはなくなると考えられます．これを第6の長期ゴールとして解答用紙に書きなさい．

4. 以下の指示に従って短期ゴールを設定しなさい．

    a. 第1の長期ゴール（移動）をよく読みなさい．そして患者の現在の機能状態を調べなさい（ノートを参照のこと）．あなたの判定では，患者は5日後には1人の軽介助で座位 ↔ 車椅子 ↔ マットの移動ができるようになっていると考えられます．これを第1のゴールとして解答用紙に書きなさい．またあなたの予測では，患者は5日後には介助として傍らに1人が付き添っている形で，背臥位 ↔ 座位の移動ができるようになっていると考えられます．これを第2のゴールとして解答用紙に書きなさい．

    まだが評価終わっていない移動については評価する必要があります．このことはノートのPの部分に書かれなければなりません．

    b. 第2の長期ゴール（車椅子の操作）をよく読みなさい．そして患者の現在の機能状態を調べなさい（ノートを参照のこと）．あなたの判定では，患者は5日後には中介助と口頭による指示で車椅子のブレーキとレッグレストを操作できるようになっていると考えられます．これを第3のゴールとして解答用紙に書きなさい．

    c. 第3の長期ゴール（車椅子を動かすこと）をよく読みなさい．あなたの判定では，5日後には患者は口頭による指示だけで約15mの距離を動かすことができるようになっていると考えられます．これを第4のゴールとして解答用紙に書きなさい．

5. 第4の長期ゴール（右肘関節の関節可動域の自己訓練）をよく読みなさい．あなたの判定では，患者は5日後には右肘関節の可動域訓練を行うのに口頭による指示だけを必要とするようになっ

第 12 章　Plan（P）：計画の書き方

ていると考えられます．これを第 5 のゴールとして解答用紙に書きなさい．

6. 第 5 の長期ゴール（右肘関節の可動域）をよく読みなさい．あなたの判定では，患者は 5 日後には 25–80° に達していると考えられます．これを第 6 のゴールとして解答用紙に書きなさい．

7. 第 6 の長期ゴール（右手関節と手指の自動関節可動域）をよく読みなさい．あなたの判定では，患者は 5 日後には一人で右手関節と手指の自動関節運動ができるようになっていると考えられます．

　治療計画を書きなさい．短期ゴールの内容について詳細に検討すれば，それぞれのゴールを実現するための治療を計画することができるはずです．あなたはまだ終了していない移動の評価をすることを決定します．あなたは移動の訓練（あなたが患者に訓練しようと思うすべての種類の移動）を行うことを決定します．これに加えて，あなたは車椅子の操作と動かし方の訓練を行うことを決定します．関節可動域訓練（対象とするすべての関節，それぞれに対して行われる可動域訓練の種類，患者に訓練する計画の運動の種類についてリストアップすることを忘れないように）も実施する予定です．あなたが治療する回数は 1 日に 2 回となる予定です．これを解答用紙にあるノートの P の箇所に書きなさい．

第 12 章　Plan（P）：計画の書き方

復習用ワークシート：SOAP 解答用紙

これまでの指示に従って，以下の解答用紙を使ってノートの問題，S，O，A，そして P の部分を書きなさい．スペースが足りない場合には，必要に応じてさらに何枚か解答用紙を使ってもよいでしょう．

SOAPノート・マニュアル

問題点リスト：

1. _____
2. _____
3. _____
4. _____
5. _____
6. _____
7. _____

長期ゴール：

1. _____
   _____
2. _____
   _____
3. _____
   _____
4. _____
5. _____
   _____
6. _____
   _____

短期ゴール：

1. _____
   _____
   _____
2. _____
   _____
3. _____
4. _____
   _____
5. _____
   _____

第12章　Plan（P）：計画の書き方

6. ＿＿＿＿＿＿＿＿＿＿＿＿＿＿＿＿＿＿＿＿＿＿＿＿＿＿＿＿＿＿＿＿＿＿＿＿＿＿
7. ＿＿＿＿＿＿＿＿＿＿＿＿＿＿＿＿＿＿＿＿＿＿＿＿＿＿＿＿＿＿＿＿＿＿＿＿＿＿
8. ＿＿＿＿＿＿＿＿＿＿＿＿＿＿＿＿＿＿＿＿＿＿＿＿＿＿＿＿＿＿＿＿＿＿＿＿＿＿

P：＿＿＿＿＿＿＿＿＿＿＿＿＿＿＿＿＿＿＿＿＿＿＿＿＿＿＿＿＿＿＿＿＿＿＿＿＿＿＿

上のノートと同じ情報を使って，以下の解答用紙に機能的帰結ノートの問題点，S，O，A，そしてPの部分を書きなさい．スペースが足りない場合には，必要に応じてさらに何枚か解答用紙を使ってもよいでしょう．ヒント：問題点リスト，長期ゴール，そして短期ゴールを書く欄に与えられた空欄の数は，機能的帰結ノートを作成するために必要な数よりも多いかもしれません．

SOAPノート・マニュアル

問題点リスト：

1.
2.
3.
4.
5.
6.
7.

予測される機能的帰結：

1. _____
_____
2. _____
_____
3. _____
_____
4. _____
5. _____
_____
6. _____
_____

短期ゴール

1. _____
_____
_____
2. _____
_____
3. _____
4. _____
_____
5. _____
_____
_____
6. _____
7. _____
_____
8. _____
_____
_____

SOAP ノート・マニュアル

P : _____

解答例は付録 A を参照.

第13章

SOAPのさまざまな応用

　このワークブックでは，ノートを書く理由やSOAPノート（POMR：問題志向型診療記録）の起源に関する簡単な歴史的経緯について述べてきました．医学用語の知識を確かめたり，略語の復習のための問題も収録されています．

SOAPを別のノート書式の中で使ってみる

　臨床で働くようになると，自分が習ったやり方と全く同じ方法では誰もノートをとっていないことに気がつきます．各病院・施設はそれぞれ独自の書式を使っています．また，SOAPノートの書式を使っていても，それぞれのセラピストによってその書き方はさまざまです．

　SOAPノートの書式をまったく使っていないところも，まだまだたくさんあります．ある病院・施設では単式記述様式の書式（single narrative style format）を使っています．ある種の概略記述書式（outline format）を使っている施設もあります．特に開業の施設に多いのですが，患者の状態，治療ゴール，治療計画などをその患者の主治医に宛てた申し送り状に書くことで，記録の代用としているところもあります．養護学校や慢性期の患者を扱う施設のなかには，生徒や患者一人一人の個別教育計画（IEP）の一部として，年単位でゴールを設定しているところもあります．機能的帰結報告のような書式を使うようになってきているところもあります．どのような書式を使うことになろうとも，SOAPノートの書き方を知っていれば間違いなく役に立ちます．

　記述様式のノートには，しばしばSOAPノート書式にあるのと同じ情報が記載されますが，その情報の配列はSOAPと違っていることがあります．SOAPに分けて記述内容が整理されることもありません．

　概略記述書式，または空欄記入式のノートには，やはりSOAPノートで使われているのと同じ情報が記載されます．情報の配列はSOAPと違うことがあります．情報は記載されているのです

SOAPノート・マニュアル

が，句点や文が使われないことがあります．あなたが情報を使いやすいように整理でき，SOAPノートで使っている範疇に情報を順序よく当てはめるやり方を知っていれば，あとはただS（主観的情報）やO（客観的情報），あるいはまた治療のゴールや治療計画を，このまだよく慣れていない形式や書式のどこに当てはめるか習えばよいだけです．

定期的に書かれる医師への申し送り状も，通常は時間の無駄を省くため，特定の様式に項目が並べられているのが普通です．行われた理学療法によって決まってくる標準に従って，あるカテゴリーのことをある一定の順序に従って配列していきます．SOAPで使われるカテゴリーを知っていれば，それをこの申し送り状の形式に沿って配列し直して記入できます．

養護学校の生徒や患者の個別教育計画も標準化された書式をもっています．SOAPノートに含まれている情報を収集し，SOAPのカテゴリーを別の名称で表し，整理し直して使っています．年単位で設定されたゴールはSOAPの長期ゴールに相当します．その年の特定の時期までに達成されなければならない短期ゴールは，それが公式に記載されるかどうか別として，長期ゴールと整合性があるように設定されます．この本の中で示したゴール設定の形式は，ほとんどの教育的施設で十分に使えます．

機能的帰結報告は，保健医療専門職の間ではまだ目新しいものです．SOAP書式の一部を使ったものからSOAP書式とは随分と違った形にまとめられた報告書形式のものまでさまざまなものがあります．機能的帰結報告書式は，通常は機能に関する情報のみを扱うことに留意してください．

SOAPノートを使っている施設のどこもが，この本に書かれているSOAPのすべての部分を使っているわけではありません．ある病院・施設では問題点リストを使っていません．また別の病院・施設では，SOAPノートの中の評価と治療計画の部分を合成して，個々の問題点とそれに関連する長期ゴール，短期ゴール，治療をまとめて記載します．1つの問題点についての記載が終わると次の問題点について同じように記載していきます．SOAPノート書式を使っている病院・施設でもそれぞれやり方が随分と違います．

問題を解決する中での使用

SOAPノートの書式が他の記録書式に大変よく適合する理由の1つは，SOAPが単なる記録のための書式ではないからです．**SOAPは患者の問題を特定し，その問題に働きかけ解決するための一手段です．**このワークブックでは，あなたが独力で患者の問題を特定し，ゴールを設定し，治療計画を立案することは求められませんが，SOAPノート書式を使って患者の治療計画を立てる例が豊富に示されています．患者の問題に取り組み，解決するために自分自身のためにSOAP書式を使えば，公式の記録書式がどのようなものでも適切に情報を記入できるようになります．問題解決過程とSOAPノートの関係の詳細はこのワークブックの付録Bで説明しています．

理学療法助手および作業療法助手の方に

　このワークブックには初期評価の記載例がたくさん挙げられています．専門職の規定により，理学療法助手と作業療法助手は，通常は初期ノートを書きません．しかし，このワークブックで初期および退院時ノートを書くために使用した技術は，理学療法助手と作業療法助手の毎日の仕事である患者の中間ノートを書くことに役立ちます．多くの施設では，中間ノートは助手が書くことになっており，セラピストと助手が協力して患者のゴールや治療計画を決定し，それを助手が記録します．助手が患者の治療における記録作業を補助できれば，一緒に働いているセラピストはとても助かります．ですから，このワークブックが必要なくなっても，記録の技能を磨きつづけることはとても大切です．

どのような疾病・障害の患者の治療も記録する

　このワークブックで例示した症例は，ほとんどが非常に単純なものです．あなたの指導者は，本書で述べた症例の詳細の記載方法に同意しないかもしれません（例：自動関節可動域の記載方法）．学校や仕事の中で何かを学ぼうとした時，その対象が何であっても習ったことを記録する方法に注意してください．指導者にそれをどのように記録しているか尋ねてみてください．さまざまな臨床施設で勤務を始める時には，「軽（minimal）」「中（moderate）」「重（maximal）」といった言葉の定義を尋ねてください．論文を読んだ時，その論文が評価方法や尺度を論じていたら，言葉の定義やそれについての説明に注意を払ってください．

　専門性をもった職業であるためには，理学療法や作業療法には，記録で使用する専門用語の標準化に関してまだまだやるべきことがたくさんあります．よく使われる用語，たとえば身体介助やバランスといった用語を文章で定義している施設は多くはありません．あらゆる疾病・障害の患者の評価を記述する方法となると，国内でも非常にさまざまな方法が用いられているのが現状です．

　記述される用語が多様であるのは，一方ではセラピストが用いる治療やその手技が数多くあることを示しているのですが，保健医療関連の専門職にとっては，他の専門職や保険会社等にその内容を理解してもらう，またお互いがお互いを理解し合うために，使われる用語の標準化が絶対に必要です．*Physical Therapy* 誌や *American Journal of Occupational Therapy* 誌あるいは他の医療とリハビリテーション雑誌には，さまざまな診断名や障害をもつ患者の評価や評価尺度に関しての論文が掲載されています．すでに開発され妥当性があるとされている尺度を採用している個々の臨床施設は，連携する保健医療専門職が直面しているこの標準化という大きな課題に取り組み始めるでしょう．

　このワークブックの完了は，ノートを書いたりセラピストとして行ったことを記録する始めの第一歩です．あなたは，SOAPノートの書き方，情報をノートの各項目のカテゴリーに当てはめること，明確かつ簡潔に記述すること，医学用語と略語を適切に用いることを学習しました．学んだ知識の応

用は，これからのあなた次第です．

　どんな技能でも同じですが，ノートを書くこととその練習を継続することがこの技能の完成につながります．あなたはノートの書き方について学習したことを，勤務先の病院・施設のやり方に適合させることができるでしょう．たまたま勤務先が特別なノート様式を用いていたとしても，あなた独自の様式を作り出すことは可能です．あなたは記録方法に関する専門的技術を発展させ，同僚がより標準的な評価や記録方法を用いることを援助することができるでしょう．

　近い将来，あなたはこのワークブックの付録の部分を別に切り離して，記録の時，すばやく参照できる手引きとして利用できるようにしたいと考えるかもしれません．付録の部分にはこのワークブックで提示した情報の一部がまとめられています．この付録は，医療チームの一員として研鑽を積んでいく過程で，ノートの取り方について習ったことを実際に応用していくうえで役立つでしょう．

第14章

記録用書式，高額医療費補助制度用書式，コンピュータ利用の記録の今後の動向

　リハビリテーションや他の医療専門職が用いる記録は，今後いったいどのようなものになっていくのでしょうか．記録の形態は間違いなく保健医療領域の動向に応じて変わっていくことでしょう．保健医療の専門職は，専門職として活動する能力を損なわずに記録業務を容易にしてくれる，より効率的で効果的な方法をいつも捜し求めています．ある施設ではケアの観点から記録を取るシステムをこれまでに開発してきました．それは現在もまた，別の保健医療施設や外部の企業などで開発が続けられています．一方，高額医療費補助制度は記録の一貫性を保つ目的で700号と701号書式を開発しました．これは，高額医療費補助制度の審査者が患者に対する医療が適切であったか判断するのに役立ちます．

　適切に書かれたSOAPノート，記録用書式，高額医療費補助制度用書式，コンピュータ利用の記録はひとつの特徴を共有しています．それは記録に一定の構造を与えるという点です．ノートが一定の枠組をもって構造化されることによって，一貫性のあるデータが取れます．それにより，患者に行った治療の結果や効果を知ることができます．この種の情報がないと，保健医療の提供に関係する費用と質をどのように按配していったらいいのか検討し，より良いものを追及していくことができません．

高額医療費補助制度用書式

　高額医療費補助制度は，患者の状態や受けている治療が高額医療費補助制度の適用範囲かどうかを判断するのに必要な一貫性のあるデータを集めるために700号，701号，702号書式を開発しまし

た．これらの書式が開発される前は，高額医療費補助制度の審査官のもとには，治療ゴールが記載されていない，患者の機能上の問題がきちんと記載されていないなどの記載不備な患者記録が送られてきていました．高額医療費補助制度書式は，(1) 個人情報（患者氏名，年齢，社会保障あるいは高額医療費補助制度登録番号），(2) 基本的医療データ（手術日あるいは発症年月日，診断名），(3) 適切に書かれたSOAPノートに含まれているべきデータを記入欄に書き込むことを求めています．要求されているデータは，治療以前の身体機能状態，現在の機能状態，長期ゴール，短期ゴール（短期ゴールは月ごとのゴールとして記載されています），治療計画，治療理由です．この書式の各カテゴリーはよく考えて書かれたSOAPノートと同じなので，これらの書式が要求している情報を記入するのは簡単です．

記録用書式とコンピュータ利用の記録プログラム

　いくつかの病院・施設では，書式を決めてそれに記録したり，コンピュータに記録を入力するようにしています．個々の施設にはその施設固有の記録用書式やコンピュータ入力の記録形式があります．この節では，こういった書式形式の利点欠点について概観し，あわせて記録用書式を開発したりコンピュータ入力の記録システムを導入する際に考慮すべき事項について検討します．

記録用書式

　さまざまな理由から多くの医療施設で専用の記録用書式が利用されています．その理由としては以下のようなことが挙げられます．
- 記録をとるうえでのセラピストや助手の負担を減らす．
- セラピストや助手が，効率良く患者ケアの記録をとれるようにする．
- 記録にある決まった項目を入れることで，一貫性のある記録をとれるようにする（これによって，一定の治療の質を保障し，法的あるいはリスク管理のための必要事項を満たすようにする）．たとえば，患者に家庭訓練プログラムが与えられているか，一人でそれを行える段階にいるか記載する項目がそれにあたる．
- 治療効果について研究するためのデータをもれなく集める．
- 患者の機能状態に関する情報を保険会社等が容易に読み取ることができるようにする．

　書式は，通常は個々の保健医療施設の必要性と，それが抱える患者数の規模に適合するように，おのおのの施設で作成しています．書式を作成する時，まず最初にすることは臨床家の仕事を観察することです．書式には，セラピストが決まって評価する項目を入れるべきです．職場の人にその書式を実際に使ってみてもらい，それについての意見を聞かせてもらうと，さらに何を付け加えたらよいか

わかってきます.

　新しい書式を使い始める時は，セラピストや助手がその書式に慣れるまでの時間の余裕をみておくことが大切です．患者を診る前にその書式に慣れていれば，セラピストはそれを効率良く使えます.

　作られた書式を効率良く用いる方法は，患者を診ている間にその書式のすべての項目を記入してしまうことです．少なくとも記入し始めることです．患者をみて，主観的情報や客観的情報を直接その書式に書き込めれば，時間の節約になります．ただし注意してください．書式を使ったために患者の治療に差し障りが出るようではいけません．書式の中に適切な項目がみつからなかったら，それを空いているスペースに書き込みます（もっとも，それが患者の機能に関係したことであればの話ですが）．また，書式は臨床をより良くするための必要性を満たすために，定期的に見直しを行うべきです.

記録用書式の種類：数種類の記録用書式がさまざまな病院・施設で用いられています．これには次のようなものがあります.

- フローシート（フローシートの種類と使用例は付録Fを参照）
- 初期評価／退院時ノート書式
- 中間／退院時ノート書式
- 外来用記録書式
- 初期，中間，退院時書式に添付する補充用書式．これには患者によって必要となる特殊な検査や評価尺度が記載されます.

記録用書式の開発：書式を開発する時には，以下のようなことを考慮します.

- 本当にそうする必要があるのでないかぎり，既存の書式を無視するべきではありません．何もないところから始めるより，他の施設で使われている書式に手を加える方が容易です（もちろん，許可を得ることは必要です）．
- 書式の草案を起草したら，自分自身に問いかけてみるだけでなく，その書式を使ったり，読んだりすることになる人たちに，また，その書式が関係するあらゆる団体（保険金の支払などに関心をもっている団体，保健医療の提供者など）にも良いものであるかどうか尋ねてください.
- 書式を開発した時は，関係する団体すべてとよく話し合いをしてください．その書式が有用なものならば，誰もがその新しい書式の使い方（書き方だけでなく読み方も）を知らなければなりません.
- 職員が頻繁に評価を行う主観的および客観的情報の項目は書式に入れるべきです.
- 患者の特徴や患者ケアのある一面について記録したり測定したりする場合，どの職員も一定の標準化された尺度，検査，測定規準を用いているのであれば，チェックリスト形式にした方が素早く記録できることがあります.
- チェックリストはセラピストにとって時間の節約になりますし，記録が早く取れます.
- ノート用書式にチェックリストを入れる場合は，その形式をいつも一定にして他のチェックリス

トと同じように作ってください．そうすれば職員に対して何回もややこしいオリエンテーションをせずにすみます．
- ごく短い注釈や記述のための空欄を頻繁に設けておいてください．
- ある特定の患者群を想定して書式を開発するのでないならば，書式は患者の全般的な評価に用いることができるように開発してください．
- 患者の評価から得た情報を記録するための標準的な方法がない場合は，書き込むための空欄を設けておいてください．
- 書式によって患者の治療は影響を受けます．治療上重要と思われる項目が書式に入っていることを確認してください．
- これまでにSOAP記録が行われていた場合，あなたの開発する新しい書式をSOAPに準拠させておけば，職員が新しい書式へ切り替えるのが容易になるでしょう．SOAPは問題解決型形式になっているので，SOAP準拠の記録書式の使用は職員が問題解決を行う助けになります．
- ノート用書式の主観的および客観的情報の記載欄には，あなたがSOAPノートを書くときと同じように，まず機能に関する項目を最初に置くべきです．

コンピュータ利用の記録

　コンピュータ利用の記録は，いまだ開発途上にあります．いくつかの病院・施設では，その施設の必要性に即したすばらしいコンピュータプログラムを開発しています．ここ数年のうちに，この分野で数多くの改善がみられると思われます．ここでは，国内のさまざまな企業によってすでに開発されたり，あるいは開発中のものの特徴を概説します．

　コンピュータ利用の記録がもつ利点は，書式を使うことに関して考えてみると，紙面の限界（つまり，限られた空間に必要なすべての情報を記載しようとすることから生じる問題）が大きな問題ではなくなることです．コンピュータには，集められた情報を記録するうえで特に容量の制限がありません．コンピュータを用いれば，考えうるどんな検査や測定を行っても問題はありません．したがって，与えられた書式によってセラピストの行う検査や測定が制限されることはありません．

　すでに開発されたものや，さらに利用を容易にするため開発中のものの特徴は，以下のとおりです．
- データ入力が，コンピュータ画面上の選択肢を選んで尖筆のようなもので軽く触れるだけで可能になっています．これによってデータ入力がさらに一定になり，キーボードを素早く操作できなくても問題ではなくなります．
- データをさまざまな書式に印刷できます．高額医療費補助制度700号と701号書式に記入する作業で余分の時間を費やす必要はもうありません．情報は保険請求の目的では700号と701号書式に従って印刷でき，医療記録のためにはSOAPノート書式に従って印刷できます．セラピストはコンピュータを使って患者の主治医や照会先へ患者の機能状態や関連する情報を選択し

第14章　記録用書式,高額医療費補助制度用書式,コンピュータ利用の記録の今後の動向

て送付できます.この技術はもうすぐ使えるようになるでしょう.
- 患者のベッド脇で必要な医療情報を取り出し,記録を書き込めるようになります.ある保健医療施設では,どの患者の部屋にも,あるいは部屋と部屋の間にもコンピュータが設置されています.ノート型パソコンが使える場合は,セラピストはそれを携帯し,自分が担当する患者の医療情報やリハビリテーション関連の情報を利用できます.
- 患者のベッドサイドでノートをすべて書き終えることができます.外来患者担当や在宅訪問のセラピストも,コンピュータを携帯し治療の合間にその場でノートを書き込めるようになります.キーボードを取り外せるノート型パソコンはもうすでに使えるようになっています.モデムを使えば患者の医療記録を在宅でも取り出せます.この分野の開発はもうすぐ完成するでしょう.
- 手書きのものを読み取る技術は,ここ数年でさらに開発が進むことが予想されるものの1つです.これが可能になると,セラピストは書式にない必要な記録や情報を入力できるようになります(たとえば,運動の質的な面の異常について,書式に一言何かを記載したりするような場合,セラピストが現在しているような書き込みが可能になります).
- 声を聞き取って記録する技術も,ここ数年でさらに開発が進むことが予想されるものの一つです.これによって,これまでのデータ入力の方法がまったく変わってしまう可能性があります.ただ,患者のベッドサイドでこれを行うには,なんらかの配慮が必要になってくるでしょう.
- 治療を完了し,コンピュータを利用してノートを書き上げてすぐその場で,セラピストが患者に料金を請求できるようになるでしょう(つまり,コンピュータ利用によって,セラピストは患者に料金を請求することを意識させられるようになるでしょう).すでにかなりの医療現場ではコンピュータを利用した料金請求システムを使っています.患者のベッドサイドで料金を請求し,あわせてノートも取ってしまうようになると,セラピストはかなり効率良く動けるようになります.ノートの書換といった,セラピストによっては現在でも行っている業務から解放されることになります.

コンピュータ利用の記録システムを考える際,考慮すべき点を以下に挙げます.
- 個々の治療の場でセラピストがいったい何を必要としているか検討することが大切です.その場でのセラピストの必要を満たすように,システムは十分弾力をもったものにすべきです.さもないとそのシステムは価値のないものになってしまいます.
- コンピュータ利用の記録システムは,システム自体の移動性,重量,柔軟性,使いやすさ,データ入力の速さ,ハードウエアの情報処理速度によってさまざまに変わってきます.システムを購入したり開発したりする時は,以上のすべての要素を検討する必要があります.
- このシステムにかかる費用を検討する際,使いこなすための訓練にかかる時間を考慮する必要があります.長時間の訓練を必要とするシステムの場合には,経済効率の点から,操作に熟練後には,大いに時間の節約に寄与するものとならなければなりません.
- 新しい技術によってセラピストのノートを書く業務が軽減し,それなしではできなかったような

ことができるようにならなければ，その技術は価値があるものとはいえません．たとえば，これによってノートを書く時間を減らすことができ，さらにノートの中の綴りや明らかな誤りがすぐにセラピストに自動的にわかり修正できなければいけません．

- システムを導入する前に，そのシステムを個々の病院・施設の必要性に適合する作業をプログラム作成者が積極的に行ってくれるのか，それが可能なのか，それに要する経費はどのくらいなのか調べておく必要があります．

要約

　セラピストがノートを少しでも速く効率書けるように，多くの病院・施設ではこれまでに記録書式を開発してきました．セラピストの臨床上の必要性を満たすように，書式はその施設のセラピスト自身によって開発発展させていかなければなりません．

　コンピュータ利用の記録方法は，将来のきわめて有望な記録作成の形態です．記録書式を個々の臨床の場での治療に合わせて調整したように，コンピュータのプログラムもセラピストの必要に適合させなければなりません．

　記録書式やコンピュータ利用の記録を採用しても，そのことでSOAPノートで使っていた思考形態が不要となるわけではありません．第13章で述べたように，セラピストが患者の身体機能上の問題点やゴールを構造的に考える際にはSOAPが助けとなります．ノート法としてのSOAPは，将来，定型記録書式やコンピュータに置き換わっていくとしても，SOAPの問題解決法としての側面は，定型記録書式やコンピュータ利用の記録システムの中に生き続けてゆくことでしょう．

付録 A

ワークシート解答

以下にワークシートの解答が記されています．学習効果を上げるために，自分で問題を解いてから解答を参照してください．解答の目的は，あなたが出した答えを確認し，学習に役立てることです．

第3章．略語の使用方法

ワークシート1

1. 車椅子で理学療法部門へ．患者を1時間ごとに体位変換すること．
2. 診断名は慢性関節リウマチ．全身性エリテマトーデスは除外される．
3. Rx: OD, ADL training, US @1.0–1.5W/cm² to ant. superior Ⓡ knee for 5min.
4. 患者は両側性上肢 PNF 訓練後に息切れを訴える．
5. 診断名：多発性硬化症．器質性脳症候群は除外される．
6. Pt. is a BK amputee c̄ a PTB prosthesis c̄ a SACH foot.
7. Pt.'s HR ↑ 20 bpm p̄ 2 min. of self-care ADLs.
8. Pt. amb in // bars FWB Ⓛ LE for ～20 ft × 2 c̄ min assist. of 1 person（or c̄ +1 min assist. or c̄ min +1 assist.）
9. UE strength is N throughout bilat.
10. Short term goal: ↓ dependence in transfers w/c → bed to mod assist. within 1 wk.

第3章．略語の使用方法

ワークシート2

1. 患者は，右下肢全荷重で歩行器歩行約 90 m を 1 回行うと右股関節痛が出現することを訴える．
2. Pt. may be 50% PWB Ⓛ LE. v.o. Dr. Smith/your signature, PT or OTR
3. 右仙腸関節領域に超音波治療を間欠的に行う．
4. 診断名：左鎖骨骨折と左胸鎖関節亜脱臼．
5. 入院時の空腹時血糖値は 300 以上だった．
6. Dx: Ⓛ CVA.
7. Muscle function test: G strength throughout UEs bilat.
8. X-ray reveals fx Ⓛ 3rd metacarpal immediately proximal to the MCP joint.
9. To OT for ADL. v.o. Dr. Jones/your signature, PT or OTR
10. 医師の判断：末梢性神経炎の疑いあり．中枢神経系の障害は除外される．

第4章．医学用語

ワークシート1

パートⅠ

1. 骨腫 Osteoma
2. 低血糖（症）Hypoglycemia
3. 皮下 Subcutaneous
4. 恥骨上 Suprapubic

SOAP ノート・マニュアル

5. 背側または後ろ Dorsal/posterior
6. 頭側 Cephalad
7. 紅斑 Erythema
8. 肋間 Intercostal
9. 前または腹側 Anterior or ventral
10. 求心性 Afferent

パートII

1. 恥骨内側縁の結合（骨成長とともに左右が合体する）
2. 心臓の肥大
3. 半月板の切除
4. 軟骨の腫瘍
5. 関節の固定
6. 頭蓋骨を開く手術
7. 神経系についての学問
8. 感覚が失われた状態
9. 静脈の炎症
10. 異常に高い血圧

第4章．医学用語

ワークシート2

パートI

1. 関節炎 Arthritis
2. 関節鏡 Arthroscopy
3. 筋障害（ミオパチー）Myopathy
4. 呼吸困難 Dyspnea
5. 失調症 Ataxia
6. 軟骨軟化症 Chondromalacia
7. 脳炎 Encephalitis
8. 髄膜腫 Meningioma
9. 片麻痺 Hemiplegia
10. 鎖骨下 Subclavicular

パートII

1. 痛覚がない
2. 両側に影響する
3. 反対側
4. 言葉を失った状態
5. 腱の炎症
6. ゆっくりとしか動けない状態
7. 嚥下が難しい状態
8. 関節内の痛み

9. 脳実質の軟化
10. 肋骨と肋軟骨に関係すること

第6章．Subjective（S）：主観的情報の書き方

ワークシート1

パートI

1. S
2.
3. （運動痛を確かめるために客観的検査が行われているので，これはSではありません．）
4.
5.
6. S
7.
8.
9. S
10. 問題点
11.
12.
13.
14. S
15.
16. 問題点
17.
18.
19.
20. S
21.
22. S

パートII

1. 診断名：右肩関節包炎
2. 診断名：左肩関節亜脱臼．1年前に右脳血管障害
3. 診断名：呼吸不全．病歴：慢性閉塞性肺疾患とうっ血性心不全

パートIII

A. 1, 4, 6, 5
B. 7
C. 3

D. 9
E. 2, 8（8, 2でも可）

パートIV

1. a. 病歴
   b. 家で転倒とのこと
   c. (1) いつ転倒したか
      (2) どのように倒れたか
      (3) 何をしていて倒れたか
2. a. 病歴
   b. ［何月何日］の午後から痛くなったとのこと
3. a. 主訴
   b. 今日，右足部にわずかな痛みありとの訴え
   c. (1) 右足部の痛みの正確な部位
      (2) 痛み評価尺度を用いた痛みの程度の段階づけ
4. a. 家庭状況
   b. 一人暮らしとのこと．玄関に2段の段差あり，段差を登るとき右手に手すりありとのこと
5. a. 痛みの症状
   b. 今日，痛みの領域は右手から右前腕，5分間のタイピングが限度とのこと

パートV

1. 問題点：58歳，男性，診断名：右膝靱帯微細損傷
   S：現在の主訴：右膝に絶えず灼熱痛とのこと．痛みの程度7（0＝痛みなし，10＝最強の痛み）．痛みは安静時に軽減，歩行時に増強．右膝屈曲時は痛みなしとのこと．病歴：就業時，右膝から転倒．家庭状況：アパートの2階に妻と二人暮らしとのこと．階段数9段，昇るとき左側に手すりあり，エレベーターなしとのこと．生活状況および患者の考えていゴール：職業大工，短期ゴール：独力でアパートの出入り可としたい．長期ゴール：職業復帰および以前の忙しい生活に戻りたい．
2. S：主訴：左手首と手に痛みと腫脹とこわばり．痛みは安静時に軽減，物を握ったり左上肢で重いものを持ち上げると増強．タイプをするときの痛みの程度5（0＝痛みなし，10＝最強の痛み）左手首と手を動かそうとすると，腫脹とこわばりが生じる．働いた後に腫脹は増悪するとのこと．
   病歴：就業時転倒．左手関節伸展位で左手をつく．以前に左上肢受傷あるいはスプリント使用の経験なしとのこと．
   家庭状況：妻と二人暮らし．良くなるまで家庭で調理や重いものを持ち上げる必要はなし．
   機能上の制限：職業は口述筆記者．タイプ時間最長1日8時間．医師より腫脹が引くまでタイプ時間を1日4時間に制限するよう言われている．右手で食事をとること困難（利き手は左）．
   患者のゴール：従前の生活およびタイプの仕事に復帰（長期ゴール）．痛みなしにフォークを持ちたい（短期ゴール）．

第6章．Subjective（S）：主観的情報の書き方

ワークシート2

パートI

A. 8
B. 1, 5, 7（番号の順序は変えることができる）
C. 3, 4
D. 9, 2（2は9の内容をさらに説明しているので，9が先にくる）
E. 6

パートII

1. a. 主訴
   b. 膝関節より近位部の右下肢の痛みを訴える．
   c. (1) 痛みの正確な部位は不明．痛みが右下肢膝関節より近位部前面か後面かわからない．
      (2) 痛み評価尺度を用いて痛みの強さを表すのが良いだろう．
2. a. 病前の機能レベル／患者の希望
   b. この脳血管障害以前から，入浴は妻による介助とのこと．退院後も妻による入浴介助を考えているとのこと．
3. a. 主訴
   b. 一人で更衣不可とのこと．
4. a. 病前の機能レベルまたは病歴
   b. 入院以前には歩行器は使用せず．

パートIII

1.
2.
3.
4. S
5.
6.
7. S
8.
9.

SOAPノート・マニュアル

10. 問題点
11. S
12.
13.
14.
15. S
16.
17.
18.
19. S

12. S
13.
14. O
15.
16.
17.
18. O
19. O
20.
21. S
22.

パート IV

診断名：左股関節打撲
S：主訴：左下肢全荷重時，左股関節痛．痛みの程度 8（0=痛みなし，10= 最強の痛み）．座位あるいは背臥位では左股関節痛は消失とのこと．病歴：（何月何日）の午前，台所で左股関節を下にして転倒とのこと．その時は介助なしで起き上がれたとのこと．その日は終日，痛かったとのこと．同日午後遅く救急診療を受診．1990 年左人工股関節全置換術施行．そのとき歩行器使用経験有りとのこと．家庭状況：アパートで一人暮らし．アパートにはエレベーターあり．昇らなければいけないのは縁石のみ．病前の機能レベル：入院直前は歩行補助具なしで独歩可．ADL はすべて自立．現在の機能レベル：家族が借りた車椅子で生活．患者の希望：歩行器なしでの ADL 自立．

パート II

1. D
2. E
3. D
4. A
5. E
6. C
7. A
8. B
9. A
10. E
11. B

パート III

1. a. 筋力：
   b. 上肢両側とも 4（G）
2. a. 体幹：
   b. 左下肢 SLR で強い背部痛を再現可
3. a. 筋力：
   b. 右肩関節周囲筋 5（N），右上腕二頭筋 4（G），右上腕三頭筋 2（P），右肘関節より遠位の筋すべて O（Z），左上肢筋力 N（5）．または，筋力：右上肢：肩関節周囲筋 5（N），上腕二頭筋 4（G），上腕三頭筋 2（P），肘関節より遠位の筋すべて O（Z）．左上肢：すべて 5（N）．
4. a. 歩行：
   b. 歩行器を使用して全荷重で約 30 m を 2 回独歩可．
5. a. 持久力：
   b. 背臥位から座位，ベッドからベッド脇の椅子への移乗動作で息切れ出現．呼吸数は 18 回/分から移乗動作後に 32 回/分へ上昇．
6. a. 自動関節可動域，または左下肢：
   b. 自動関節可動域：左足関節：正常域内，または左下肢：足関節自動関節可動域：正常域内．

第 7 章．Objective（O）：客観的情報の書き方

ワークシート 1

パート I

1.
2. O
3.
4. S
5. O
6. S
7.
8. S
9. 問題点
10. O
11.

パートIV

1. 両上肢：筋力および自動関節可動域は正常範囲内.
2. 歩行：歩行器を使用し左下肢完全免荷で30mを2回独歩可.
3. 左下肢：長下肢キャスト.
4. 右下肢：自動関節可動域および筋力は正常範囲内.
5. 移乗動作：トイレ動作は要軽介助1名，座位・立位間および背臥位・座位間は自立.
6. 歩行：段差昇降，歩行器使用で1段，要軽介助1名.
7. 歩行：歩行器使用および要軽介助1名でドアの出入り可.戸の開閉も可.
8. 左下肢：評価せず.

パートV

A. 2, 7†, 6†
B. 5
C. 1*, 4*
D. 3, 8

*1と4は見出しの順序なので，この順序に記入します.
†7と6は前後を入れ替えることができます.7が最初にきているのは，ドアの出入りは段差昇降より日常生活で頻繁に行われるためです.

パートVI

O：歩行：左下肢免荷，歩行器使用で平地30mを2回独歩可.歩行器でドアの出入りおよび戸の開閉は要軽介助1名.段差昇降は歩行器使用および要軽介助1名.移乗動作：トイレ動作は要軽介助1名.座位・立位間および背臥位・座位間は独力で可.両上肢および右下肢：筋力および自動関節可動域はすべて正常範囲内.左下肢：長下肢キャスト使用.それ以上評価せず.

第7章. Objective（O）：客観的情報の書き方

ワークシート2

パートI, II

1. O　　　身体機能障害
2. S　　　（病歴が障害を理解する助けになるのであれば，この項目を身体機能障害としても可.しかし，機能に関する情報についての記述ではありません.）
3.
4.
5.
6.
7. S　　　機能
8. O　　　機能
9. 問題点
10.
11. O　　　身体機能障害
12. S　　　身体機能障害
13. O　　　身体機能障害
14.
15.
16. O　　　身体機能障害
17.
18. S　　　身体機能障害

パートIII, IV

1. D　　　　　身体機能障害
2. B　　　　　機能
3. E　　　　　身体機能障害
4. EまたはF　身体機能障害
5. D　　　　　身体機能障害
6. E　　　　　身体機能障害
7. F　　　　　身体機能障害
8. C　　　　　身体機能障害
9. E　　　　　身体機能障害
10. E　　　　　身体機能障害
11. A　　　　　機能
12. D　　　　　身体機能障害
13. E　　　　　身体機能障害
14. B　　　　　機能
15. D　　　　　身体機能障害
16. E　　　　　身体機能障害

パートV

_____　両上肢
_____　両下肢
_____　体幹
__×__　移乗動作
__×__　歩行
_____　治療

SOAP ノート・マニュアル

___×___ 持久力（持久力に関する情報は，歩行の項目の中に入れることもできるので，この見出しを使うかどうかは任意です．）
___×___ 筋力
___×___ 自動関節可動域
_____ 右上下肢
_____ 日常生活活動
_____ 左上下肢

両上肢および両下肢とも筋力は同じであり，関節可動域はだいたい両側とも正常域にあるので，検査に従って項目分けするほうが（検査された身体部位によって分けるよりも）効率的です．

パート VI

A. 2, 6（持久力という見出しを使って，6 をその中に入れることもできます．）
B. 1
C. 3, 4
D. 5
E. 6（A の中に入れなかった場合）

パート VII

O：歩行：平行棒内立位は全荷重で 1 分間を 2 回可．一歩足を前に出すのには要軽介助 1 名．立位 2 回で疲労，よって他の評価すべてを延期．移乗動作：座位・立位間は要軽介助 1 名．自動関節可動域：両側肩外転約 90°，両肩屈曲約 100° の制限あり．他の上下肢すべて正常域内．筋力：上下肢とも少なくとも 3（F）（筋群全体の評価）．精神的状態からそれ以上の細かい評価を行えなかった．

注意：筋力と自動関節可動域の項目は，最初に立てたほうの項目のどちらか一方の中に一緒に記載することもできます．

第 7 章．Objective（O）：客観的情報の書き方

ワークシート 3

パート I

A. 6
B. 1
C. 2

D. 7, 3, 4, 5

注意：記録の各項目の配列は変えることができますが，できればその配列が論理的になるのがよいでしょう．さらに各項目の中の記述も論理的に整合性をもつように展開するとよいでしょう．

パート II

O：移乗動作：背臥位・座位間は右下肢を動かすために要中介助 1 名．車椅子・マット間は要スライディングボード，またスライディングボードを置くのとアームレストを外すために要重介助 1 名．移乗動作自体は右下肢免荷を助けるために要軽介助 1 名．手を置く位置を口頭指示する必要あり．車椅子：3m を 2 回，独力で駆動可．車椅子をマットに近づけるのとブレーキをかける操作は要介助．持久力：治療中頻回に休憩が必要．下肢筋力：股関節屈筋群左 G，右 G−．股関節外転筋群両側とも少なくとも F 以上，ただし抗重力位では評価せず．膝屈筋群左 G．今日の治療（あるいは別の簡単な用語を使用して項目名を付けてもかまわない）：両股関節外転／内転，2 ポンドの重りを付けて 15 回（背臥位）．両側 SLR15 回．左膝関節屈曲および最終伸展，2 ポンドの重りを付けて 15 回．移乗動作，車椅子駆動および操作訓練．

パート III

O：機能的制限：移乗動作：背臥位・座位間は右下肢を動かすために要中介助 1 名．車椅子・マット間は要スライディングボード，またスライディングボードを置くのとアームレストを外すために要重介助 1 名．移乗動作は右下肢免荷を助けるために要軽介助 1 名．手を置く位置を口頭指示する必要あり．車椅子：3m を 2 回，独力で駆動可．車椅子をマットに近づけるのとブレーキをかける操作は要介助．今日の治療に対する反応：以下の訓練は許容範囲内．両股関節外転/内転，2 ポンドの重りを付けて（背臥位）．両側 SLR15 回．左膝関節屈曲および最終伸展，2 ポンドの重りを付けて 15 回．移乗動作，車椅子駆動および操作訓練を受ける．治療中頻回に休憩が必要．
身体機能障害：下肢筋力：股関節屈筋群左 4（G），右 4−（G−）．股関節外転筋群両側とも少なくとも 3（F）以上，ただし抗重力位では評価せず．膝屈筋群左 4（G）．

パート IV

1. a. 歩行：
   b. 患者は 15m を 2 回，左下肢 50%部分荷重で歩行可．視覚障害のため要近位監視．
2. a. 左下肢：
   b. 左足関節に浮腫，2+ の凹み．

3. a. 両下肢：
   b. 膝蓋腱反射右 3+，左 2+．
4. a. 移乗動作：
   b. 患者はスライディングボードを用いて車椅子・マット間移乗可，バランスを保つため近位監視者 1 名が必要．
5. a. ベッド上での移動：あるいは，寝返り：あるいは日常生活活動：
   b. 寝返り，背臥位から側臥位は右左とも要重介助 2 名．

第7章. Objective（O）：客観的情報の書き方

ワークシート 4

パート I

A. 3, 7
B. 1, 2, 4, 5
C. 6

パート II

ここに書かれた情報を整理配列するやり方はたくさんあるでしょう．それらはそれで間違っているわけではありません．この学生は上手に情報を整理配列しています．別のやり方としては，歩行，移乗動作，右上肢，左上肢および両下肢のような区分けの仕方があります．このやり方だと，記録を読む人はまず左上肢と両下肢は正常であることがわかります．その次に右上肢がどのようになっているか正確に把握できます．

O：歩行：歩行器使用，要軽介助で，15 m を 1 回可能．上下肢に体重負荷可．移乗動作：車椅子・マット間：要軽介助 1 名で軸足での回転によるピボットトランスファー．座位・背臥位間は独力で可．右上肢：外観：右前腕前面に切り傷．滅菌帯で被っている．自動関節可動域：肩関節屈曲は約 120°，外転は約 70° の制限．肘屈曲は正常域内，伸展は −42°．手関節屈曲は正常域内，伸展は手指完全屈曲で中間位まで．筋力：右肩屈筋群は 3（F）+，肘屈筋および伸筋群，手関節屈筋および伸筋群，手指屈筋および伸筋群は 4（G）．感覚：触覚とピン刺激とも正常域内．左上肢および両下肢：自動関節可動域：すべて正常域内．筋力（粗大ブレイクテストで）：左上肢および右下肢すべて 5（N）．左下肢全筋群 4（G）．感覚：触覚とピン刺激ともすべて正常域内．

パート III

O：機能的制限：歩行：歩行器使用，要軽介助で，15 m を 1 回可能．上下肢に体重負荷可．移乗動作：車椅子・マット間は，要軽介助 1 名で軸足での回転によるピボットトランスファー．座位・背臥位間は独力で可．
身体機能障害：右上肢：外観：右前腕前面に切り傷．滅菌帯で被っている．自動関節可動域：肩関節屈曲約 120°，外転約 70° の制限．肘屈曲は正常域内，伸展は −42°．手関節屈曲は正常域内，伸展は手指完全屈曲で中間位まで．筋力：右肩屈筋群 3（F）+，肘屈筋および伸筋群，手関節屈曲および伸筋群，手指屈筋および伸筋群は 4（G）．左上肢および両下肢：筋力（粗大ブレイクテストで）：左下肢全筋群 4（G）．

ワークシートのまとめ：問題点，S，O の書き方

パート I

1. O
2.
3.
4. S
5. O
6. 問題点
7. S
8. S
9.
10. 問題点
11. O
12. O
13. S
14.
15.

パート II

1. a. S
   b. 主訴：
   c. 左膝外側に間欠的な痛みを訴える．
2. a. O
   b. 感覚：
   c. 左 L5 領域の鈍麻
3. a. S
   b. 病歴：
   c. 94 年 2 月 2 日，右膝関節鏡検査を受けたとのこと
4. a. S
   b. 病歴：

SOAPノート・マニュアル

　　c. 94年2月開頭術を受けたとのこと
　5. a. O
　　b. 他動関節可動域：または，右下肢
　　c. 他動関節可動域：右下肢はすべて正常域内．または，
　　　右下肢：他動関節可動域はすべて正常域内

パート III

理学療法ノート

　診断名：94年1月12日右頸部骨折．94年1月14日右股関節人工骨頭挿入．

　S：主訴：立位時右股関節痛．病歴：家で転倒，その時浴槽の側面に右股関節をぶつけたとのこと．以前に理学療法治療を受けたことはないとのこと．病前の機能レベル：入院前は独歩可．歩行補助具の使用経験なしとのこと．家庭状況：アパートで一人暮らし，エレベーター利用可，歩道の縁石を乗り越える必要ありとのこと．患者の考えるゴール：退院後家庭復帰，補助具なしで最終的には独歩可．

　O：歩行：平行棒内，軽介助1名で，6mを1回，右下肢50％部分荷重で可．歩行後めまいおよび吐き気あり．看護婦室に連絡，ただちに病室に戻される．移乗動作：背臥位・座位間および車椅子・マット間は，軸足での回転によるピボットトランスファーで，要中介助1名．座位・立位間は要軽介助1名．右下肢：自動関節可動域：術後の運動制限に起因する二次的制限あり．股関節屈曲0〜90°，外転正常域内，内外旋および内転0°．他の自動関節可動域はすべて正常域内．筋力：全体が少なくとも3（F）以上．術直後のため本日はこれ以上評価せず．両上肢および左下肢：自動関節可動域：正常域内．ただし，右肘関節伸展 −5°．筋力：すべて4（G）＋（粗大筋力テスト）．

作業療法ノート

　診断名：94年1月12日右大腿骨頸部骨折．94年1月14日右股関節人工骨頭挿入．

　S：主訴：立位時右股関節痛．病歴：家で転倒，その時浴槽の側面に右股関節をぶつけたとのこと．病前の機能レベル：入院前は独歩可．自助具の使用経験なしとのこと．家庭状況：アパートで一人暮らし，エレベーター利用可とのこと．家に入浴用椅子あるいはポータブルトイレはないとのこと．患者の考えるゴール：退院後家庭復帰．整容および更衣動作自立，食事は給食配達サービスで「我慢」するとのこと．

　O：入浴：両上肢および体幹は洗える．両下肢洗体介助および入浴用スポンジを用意するのに要軽介助1名．整容：初期評価はベッドサイドで．歯磨きおよび整髪は自立．車椅子上で両側コンタクトレンズ装着は独力可．移乗動作：背臥位・座位間および車椅子・ベッド間は要中介助1名．上肢：外観：左前腕にIVの浸出あり．筋力：両側すべて4（G）＋．（粗大筋力テスト）．自動関節可動域：右肘伸展 −5°の制限．他は正常域．微細運動技能：ADL問題なし．

パート IV

理学療法の機能的帰結ノート

　診断名：94年1月12日右大腿骨頸骨折．94年1月14日右股関節人工骨頭挿入．

　S：主訴：立位時右股関節痛．病前の機能レベル：入院前は独歩可．歩行補助具の使用経験なしとのこと．家庭状況：アパートで一人暮らし，エレベーター利用可，歩道の縁石を乗り越える必要ありとのこと．患者の考えるゴール：退院後家庭復帰．補助具なしで最終的には独歩可．

　O：機能制限：歩行：平行棒内，軽介助1名で，6mを1回，右下肢50％部分荷重で歩行可．6m歩行後めまいおよび吐き気あり．看護婦室に連絡，ただちに病室に戻される．移乗動作：背臥位・座位間および車椅子・マット間は，軸足での回転によるピボットトランスファーで，要中介助1名．座位・立位間は要軽介助1名．

　機能制限の原因：右下肢：自動関節可動域：術後の運動制限に起因する二次的制限あり．股関節屈曲0〜90°，内外旋および内転0°．筋力：全体が少なくとも3（F）以上．術直後のため本日はこれ以上評価せず．両上肢および左下肢：自動関節可動域：正常域内．ただし，右肘関節伸展 −5°．筋力：すべて4（G）＋（粗大筋力テスト）．

作業療法の機能的帰結ノート

　診断名：94年1月12日右頸部骨折．94年1月14日右股関節人工骨頭挿入．

　S：主訴：立位時右股関節痛．病前の機能レベル：入院前は独歩可．自助具の使用経験なしとのこと．家庭状況：アパートで一人暮らし，エレベーター利用可とのこと．家に入浴用椅子あるいはポータブルトイレはないとのこと．患者の考えるゴール：退院後家庭復帰．整容および更衣動作自立，食事は給食配達サービスで「我慢」するとのこと．

　O：機能制限：入浴：両上肢は洗える．両下肢洗体および入浴用スポンジを用意するのに要軽介助1名．整容：初期評価はベッドサイドで．歯磨きおよび整髪は自立．車椅子上で両側コンタクトレンズ装着は独力可．移乗動作：背臥位・座位間および車椅子・ベッド間は要中介助1名．

　機能制限の原因：両上肢：外観：左前腕にIVの浸出あり．筋力：両側すべて4（G）＋．（粗大筋力テスト）．自動関節可動域：右肘伸展 −5°の制限．他は正常域．

第8章．Assessment（A）：評価の書き方：I—問題点リスト

ワークシート1

パートI

A：問題点リスト：

1. 移乗動作要介助
2. 歩行動作要介助
3. 立位時右股関節痛
4. 右肘自動関節可動域の伸展制限

問題点リストを組み立てる

A. 立位時右股関節痛
B. 右肘自動関節可動域の伸展制限
C.
D.
E. 移乗動作要介助
F. 歩行動作要介助

パートII

診断名：うっ血性心不全．病歴：動脈硬化性心疾患，退行性関節炎．

S：主訴：全身の筋力低下と疲労感．患者の精神状態からそれ以上の問診を行わず．

O：歩行：平行棒内，両下肢全荷重で1分間2回可．要軽介助1名．立ち上がり動作2回で疲労．精神状態からそれ以上の評価を延期．移乗動作：座位・立位間は要軽介助1名．上下肢自動および他動関節可動域：両側肩外転 −90°，屈曲 −100°の制限．他は正常域内．上下肢筋力：少なくとも3/5（筋群全体の評価）．精神状態からそれ以上の評価を行えず．精神状態：人の認識を除き，日時，場所に対する見当識なし．治療時間中，ときおり攻撃的かつ議論を吹き掛けてくる．（記録のこの部分は，練習問題に記載されたことと違っています．これは，読者に記録のいろいろな書き方を示すためです．）

A：問題点リスト：

1. 移乗動作要介助
2. 歩行動作要介助
3. 持久性低下
4. 両側肩屈曲，外転可動域低下

問題点リストを組み立てる：

A.
B. 移乗動作要介助
C.
D. 両側肩屈曲，外転可動域低下
E. 歩行動作要介助
F. 持久性低下
G.

Assessment（A）：評価の書き方：I—問題点リスト

ワークシート2

パートI

A．問題点リスト：

1. 移乗動作要介助
2. 歩行動作要介助
3. 創部の痛み

問題点リストを組み立てる：

A. 創部の痛み
B.
C.
D. 移乗動作依存
E. 歩行動作依存
F.

パートII

診断名：17歳，女性，〔日付け〕に右大腿骨近位部骨折，〔日付け〕にロングプレートとスクリューによる観血的整復術で内固定施行．

S：主訴：右下肢を動かすのが困難．病歴：入院前に補助具を使用したことはないとのこと．家庭状況：両親および2人の兄と同居．以前の機能レベル：乗馬をしたり学校で役員を引き受けるなど非常に活動的．患者のゴール：（短期）退院後できるだけ早く学校に通えるように松葉杖で17段の階段昇降と，長距離を歩けること．（長期）乗馬の再開．

O：機能状態：移乗動作：背臥位から座位は自立．座位から背臥位と平行棒内座位・立位間，車椅子・マット間は要軽介助1名．歩行：平行棒内，右下肢完全免荷で2分を3回，要軽介助1名．

A：問題点リスト：

1. 移乗動作要介助
2. 歩行動作要介助

— 215 —

第9章. Assessment（A）：評価の書き方：II—長期ゴール

ワークシート1

パートI

1. A. 患者（記載されていないが推定で）
   B. 車椅子使用およびそれの取り扱い
   C. 家庭で
   D. 独力で（観察可）
   　使用制限なし（観察可）
   　3ヵ月以内（期間）

このゴールは機能的帰結報告書式に記載されますか？ はい．この活動が家庭で必要となることがこのゴールの中に述べられています．

2. A. 患者
   B. 歩行
   C. 義足使用で
   　歩行補助具なしで
   　整地不整地を問わず
   D. 2週間以内（期間）
   　最低14段の階段を（測定可）
   　最低30秒間（測定可）
   　独力で（観察可）

このゴールは機能的帰結報告書式に記載されますか？ はい．この活動が家庭で必要となることがゴールの中の機能について述べた中に書き加えられています．「家の内外を歩くために」がそれにあたります．

3. A. 患者
   B. 体幹の自動関節可動域が獲得される．
   C. 一貫した測定がなされていると推定されますが，それについては記載がありません．
   D. 全自動関節可動域（測定可）
   　自動関節可動域に痛みなし（痛み評価尺度を用いて，患者の訴えから測定可）
   　4週間（期間）

このゴールは機能的帰結報告書式に記載されますか？ はい．ゴールの中に患者の機能と結びついたことが記載されています．仕事で，物を持ち上げたり身体を曲げたり捩じる時の傷害予防に関係して述べている部分がそれにあたります．

4. A. 患者
   B. 寝返り可となる
   C.
   D. 分節的な寝返りが行われる（観察可）
   　1年（期間）

このゴールは機能的帰結報告書式に記載されますか？ 不明確です．患者が小さな子どもであれば，寝返り動作は機能的活動の一つとなるでしょう．しかし，1年間ずっと寝返りを訓練のゴールとするのは長すぎます．この患者が，寝返りが可能になることによって何が可能になるかを記載すれば（たとえば，褥瘡を予防するために自分で体位交換ができる，介助者の負担が軽減する，背臥位または腹臥位で機能的な動作が始められる），ゴールの記載としては良くなります．

パートII

1. 患者は，2週間後に，左下肢完全免荷で，歩行器を使用し，平らな所なら，12mを3回独歩可および1段の昇段が可となる．これによって，日常生活活動のため家の周囲を歩けるようになる．
2. 患者は，2週間以内に，断端の手入れと弾性包帯を巻くことが独力で正確に，訓練時間すべてを使って行えるようになる．これによって義足装着訓練のための準備が自立する．
3. 患者は，2ヵ月以内に，右肩自動関節可動域の屈曲と外転が増大し，120°になる．これによって，家庭での日常生活活動で台所の棚やクローゼットのものに手を伸ばす能力が改善する．
4. 患者は，歩行時や毎日の訓練時に，その時間はずっと，口すぼめ呼吸を正確に行える．これによって，すべての日常生活活動の能力が改善し効率良く行えるようになる．（注意点：ゴール達成に要する期間の記載がない．ゴールにはこれを入れるべきです．）

パートIII

1. 治療開始後1ヵ月以内に，左上肢と同じくらいに，右上肢を使ってポットや平鍋を持ち上げられるようになる．

このゴールは機能的帰結報告書式に記載されますか？ はい．特に能力レベルを観察できる家庭場面で患者を診たならば．

2. 1ヵ月以内に，左上肢と同じくらいに，右上肢を使って，台所の上の戸棚のものに手が伸ばせるようになる．

このゴールは機能的帰結報告書式に記載されますか？ はい．機能上のゴールがきちんと記載されています．

3. 2ヵ月以内に，右肘屈曲の，自動関節可動域が正常域に欠けること −3° から −5° までに改善する．

このゴールは機能的帰結報告書式に記載されますか？ いいえ．このゴールは機能についてのものではありません．

4. 2ヵ月以内に，右上腕二頭筋の筋力がGからNに改善する．

このゴールは機能的帰結報告書式に記載されますか？ いいえ，このゴールは機能についてのものではありません．

第9章．Assessment（A）：評価の書き方：II—長期ゴール

ワークシート2

パートI

1. A. 患者（記載されていないので推定による）
   B. 歩行
   C. 杖を使って
      平らな床面を
      階段を
   D. 独力で（観察可）
      50mを2回（測定可）
      少なくとも5段以上（測定可）
      2週間以内に（期間）

このゴールは機能的帰結報告書式に含まれますか？ はい．このゴールは，家庭での機能状態に言及しています．家庭で患者が独力でどこまでできるようになるかわかります．

2. A. 患者（推定による）
   B. 左足関節自動関節可動域の改善
   C. 角度計で患者の足関節の自動関節可動域を測定すると推定される
   D. 正常域に戻す（測定可）
      1ヵ月以内に（期間）

このゴールは機能的帰結報告書式に含まれますか？ 不明確です．通常は自動関節可動域の障害は記載されません．医療施設によっては記載するところもありますが，その場合は自動関節可動域の改善と機能の関係がゴールの中に記載されている場合です．仕事場での元の機能レベルまで戻るのに，自動関節可動域の改善が必要であるとゴールの中で述べられていますが，完全に正常域まで戻る必要があるのか不明です．もし正常な自動関節可動域が必要であればこのゴールを記載するところもあります．そうでなければ，たいていの施設では，このゴールを機能的帰結報告書式には記載しないでしょう．

3. A. 患者の妻
   B. 患者を移動させる
   C. 5回の家族指導の後，車椅子・ベッド上背臥位間と，車椅子・便座間の移乗動作
   D. 軽介助1名（観察可）
      訓練後2ヵ月（期間）

このゴールに機能的帰結報告書式に記載されますか？ はい．この移乗動作は機能の改善ととても密着した活動です．家庭で妻の介護を受けるのであれば可能でなければなりません．

パートII

1. 患者は2ヵ月の治療で，少なくとも5分間はベッドの端に腰掛けて静的座位バランスを保てるようになります．これによって，患者の移乗動作は改善します．
2. 患者は，2週間の治療で，背臥位・座位間，座位・立位間および補高便座を使ってトイレでの移乗が独力で可能となります．
3. 患者は，1週間の治療で，毎日自動関節可動域の訓練を行う理由とその重要性を自分で正確に説明できるようになります．これによって，回復が速くなると予測されます．
4. 患者は，2ヵ月間の訓練で，カーペットやタイルを敷いた平らな床面なら，車椅子を動かすことができるようになります．

パートIII

長期ゴール

1. 患者は，2ヵ月以内に以前の正常な歩行パターンに戻る．
2. 1ヵ月後に，左股関節の自動関節可動域は改善し正常域内になる．これによって，体操のクラスに復帰できる．
3. 2ヵ月以内に，左股関節周囲筋の筋力は改善し，4–5/5になる．これによって，体操の授業に復帰できる．

パートIV

機能上の制限：

1. 異常歩行パターン
2. 体操に復帰できない．これは，左股関節自動関節可動域の制限と左股関節周囲筋筋力低下のため．

機能改善の見込み：

1. 患者は，2ヵ月以内に以前の正常歩行パターンに戻る．
2. 患者は体操に復帰できる．

第10章．Assessment（A）：評価の書き方：III—短期ゴール

ワークシート1

パートI

1. A. 患者
   B. 右肩関節屈曲の自動関節可動域の改善
   C. 角度計で患者の自動関節可動域を測定すると推測される．
   D. 0-90°（測定可）
      6回の治療期間内（期間）
      台所の上の戸棚に手が伸ばせる（機能）

   このゴールは機能的帰結報告書式に記載されますか？ 不明確です．医療施設によっては関節可動域のような身体機能障害は記載しません．障害が機能と関係していれば記載する施設もあります．

2. A. 患者
   B. 正中線上で物をつかめる．
   C. 物が正中線上にある場合
   D. 4回のうち3回（観察可）
      3ヵ月以内（期間）
      日常生活活動において両上肢を機能的に使えるようにするため（機能）

   このゴールは機能的帰結報告書式に記載されますか？ はい．正中線上で物がつかめるようになると，特にどのような日常生活活動機能が改善するか具体的に記載すると，ゴールとしてはもっと良くなるでしょう．

3. A. 患者
   B. 上手に身体を使えるようになる．
   C.
   D. 障害物コースで，少なくとも課題の90％は行えるようになる（観察可，測定可）
      3回の治療で（期間）
      怪我予防のため（機能上）

   このゴールは機能的帰結報告書式に記載されますか？ はい．その障害物コースが患者の日常生活活動に必要な機能的活動に関連するものであることを記載すると（それが真実であれば），ゴールとしてはもっと良くなります．

パートII

1. 患者は1週間の治療で，左下肢免荷で歩行器を使用して，平らな面上であれば30m独歩可能となる．
2. 患者の妻と息子は4回の家族指導訓練で，患者を車椅子・ベッド上背臥位間で移乗・移動できるようになる．
3. 患者は5回の治療で，エース包帯を使って断端に包帯を巻くことができるようになる．これによって，義足装着訓練の準備ができる．

パートIII

1. 患者は1週間以内に1名の近位監視下で義肢着脱が自立する．

   このゴールは機能的帰結報告書式に記載されますか？ はい．これは歩行に関連した機能的活動です．

2. 患者は1週間以内に，平行棒内で1名による軽介助と口頭指示で立位をとれるようになる．この時少なくとも，体重の半分は左下肢に載せる．

   このゴールは機能的帰結報告書式に記載されますか？ はい．歩行は機能に結び付いた技能です．

3. 患者は2日以内に，5分間，肘立て腹臥位の肢位がとれる．

   このゴールは機能的帰結報告書式に記載されますか？ いいえ．これは必要な活動ですが，現時点ではこのゴールは機能的活動に関係していません．

パートIV

1. 程度（期間，測定可能な要素）
2. 程度（期間，測定あるいは観察可能な要素——これだと治療時間中ずっとそうしていられると読まれてしまう可能性がある）
3. 主体，行動（誰が何をできるようになるのか？）

第10章．Assessment（A）：評価の書き方：III—短期ゴール

ワークシート2

パートI

1. A. 患者
   B. 心肺機能の持久性向上
   C. 50m歩行後
   D. 呼吸数が，最大5回／分増加（測定可）
      6回治療後（期間）

このゴールは機能的帰結報告書式に記載されますか？　いいえ．この記載は機能上のことと十分関連づけられていません．また，セラピストによる治療が患者のゴール達成にとって必要であることが示されていません．

2. A. 患者
   B. 長座位可となる．
   c. 枕1個か三角マットで支える．
   D. 1分間，頸屈曲 0–45° の良肢位を保持する（観察可）
      6週間以内の治療（期間）

このゴールは機能的帰結報告書式に記載されますか？　はい．しかし，もし患者がこのゴールを達成することによって可能となる ADL について記載してあれば，このゴールはもっと良くなったでしょう．

3. A. 患者
   B. 背臥位 ↔ 座位の移乗動作ができる．
   C. マット上
   D. 回旋を使い両上肢で押して（観察可）
      3回のうち1回は正確（観察可）
      2ヵ月以内に（期間）

このゴールは機能的帰結報告書式に記載されますか？　はい．これが長期的にみた機能的ゴールと結び付いているともっと良いでしょう．

パートⅡ

1. 患者は3ヵ月の治療後，背臥位で15秒間，頭部を正中線上に真っ直ぐに立てて保持できるようになる．
2. 患者は，6–8週間以内に，マット上で，背臥位・腹臥位間の寝返りが独力でできるようになる．
3. 患者は，1週間以内に，右下肢に50％の部分荷重で，歩行器を使用して，妻の軽介助で階段を5段昇降できるようになる．

パートⅢ

1. 患者は，治療開始後1ヵ月以内に心拍数が20回以上／分上昇するだけで，PNF 両側上肢対角線パターンが7回連続可能となる．それにより両上肢を使った ADL が可能になる．
   別の記載方法：患者は，PNF の両側上肢対角線パターンを7回連続して行える．
   機能上の制限：頭上の食器棚から物を取り出せない．
   機能改善の見込み：患者は，頭上の食器棚から物を取り出せるようになる．
   短期ゴール：患者は PNF 両側上肢対角線パターンが7回連続して行えるようになる．それによって頭上の食器棚から物を取り出す能力が向上する．
2. 2日以内に，頸部回旋の自動関節可動域が，両側とも 0–10° に改善する．
3. 患者は1週間後に，松葉杖を使って右下肢免荷で，平坦な床面上を12mを2回，1名の軽介助で歩けるようになる．
   別の記載方法：患者は平らなところを，右下肢免荷で松葉杖を使って，12mを2回，1人の軽介助で歩けるようになる．

パートⅣ

1. 程度（期間），主体（推定できる）
2. 程度（どのくらいの自動関節可動域の改善が期待できるのか．また，それを機能に結び付け記載すれば役に立つだろう），主体（推定できる）
3. 主体，行動（歩行のことを言っているのか），程度（期間，階段の数）

第11章．Assessment（A）：評価の書き方：Ⅳ—要約

ワークシート1

パートⅠ

1. O
2. S
3. S
4. S
5. A
6.
7. A
8. A
9.
10. A
11. S
12. O
13. O
14.
15. O
16. S
17. 問題点
18.
19. O
20. A
21.
22. S

パートII

1. 要約
2. 問題点リスト
3. 短期ゴール
4. 短期ゴール
5. 問題点リスト
6. 要約
7. 問題点リスト
8. 長期ゴール
9. 長期ゴール
10. 要約
11. 長期ゴール
12. 問題点リスト
13. 長期ゴール
14. 短期ゴール
15. 短期ゴール
16. 問題点リスト
17. 要約

パートIII

1. 患者の能力では，車椅子操作の自立は困難．
2. 患者は，聴覚障害のため，指示に従わなかった．
3. 患者は，初期評価時，質問に直接答えなかった．

Assessment（A）：評価の書き方：IV—要約

ワークシート2

パートI

1. S
2. A
3. O
4. O
5. O
6.
7. O
8. S
9. A
10. A
11.
12. S
13. A
14. S
15.
16.
17. O

パートII 第2問

1. 長期ゴール
2. 要約
3. 短期ゴール
4. 短期ゴール
5. 問題点リスト
6. 短期ゴール
7. 短期ゴール
8. 問題点リスト
9. 長期ゴール
10. 要約
11. 問題点リスト
12. 長期ゴール
13. 要約
14. 長期ゴール
15. 要約
16. 問題点リスト

パートIII

1. 患者の注意散漫と饒舌のため，問診を完了させるのが困難だった．
2. 患者が歩行時に排便に行ったため，初期評価は終了しなかった．
3. 患者は，車椅子駆動と操作能力があるが，歩行能力はない．

復習用ワークシート：SOA

パートI

1. 右股関節痛，身体を動かすと増悪．
2. 股関節全置換術後の注意事項を知らず．
3. 移乗動作依存．
4.
5. 左下肢筋力低下
6a. 右下肢筋力低下
6b. 右下肢自動関節可域低下
7. 歩行動作依存

パートⅡ

診断名：変形性右股関節疾患，〔日付け〕に，股関節全置換術を施行．

S：主訴：傷口の付近の右股関節痛．痛みの強度は，座位で3，身体を動かした時7とのこと（0＝痛みなし，10＝最強度の痛み）．以前の機能レベル：入院直前は，歩行補助具なしで独歩可．患者は仕事を退職している．趣味は庭仕事．股関節全置換術後の注意事項については何も知らないとのこと．患者のゴール：短期：退院後家庭復帰し妻と暮らすこと．長期：庭仕事や花壇の手入れができるようになる．病歴：94年1月10日左股関節全置換術施行．右股関節の痛みは，痛み評価尺度で今回の入院直前は，絶えず9から10．家庭状況：自宅で妻と二人暮らし．家に入るのに段差が1段あり，入る向きに対して右側に手すりありとのこと．ポータブルトイレ，歩行器，杖を所有．

O：移乗動作：背臥位・座位間は，要軽介助1名．座位・立位間と車椅子・マット間の移動は要中介助1名．本日は，便座への移乗動作は評価せず．歩行：平行棒内10％右下肢部分荷重で1分間を2回立位可．両上肢および左下肢：自動関節可動域：すべて正常域内．筋力：両上肢すべて4（G）＋，左下肢4（G）（筋群のテストによる）．右下肢：創：大転子上を，くっきりと10cmの長さ．傷の回復良好．自動関節可動域：足関節は正常域内．他動関節可動域：股関節屈曲−20°，股関節外転0–10°，股関節伸展0°，股関節内転および内外旋は術直後および禁忌のため検査せず．膝屈曲伸展0–70°．筋力：股関節膝関節はおおよそ1（T），足背屈4（G）＋または5（N），足底屈少なくとも2（P），しかし右下肢免荷を要するため詳しく検査せず．

A：患者は，リハビリで改善する能力を有する．しかし，肺炎のため進歩は少しゆっくりだろう．

問題点リスト：

1. 股関節全置換術後の禁忌について知識がない．
2. 移乗動作要介助．
3. 歩行動作要介助．
4. 左下肢筋力低下．
5. 右下肢筋力低下．
6. 右下肢自動関節可動域低下．
7. 左股関節痛．

長期ゴール：

1. 患者は，治療2週間以内に，股関節全置換術後の注意事項について，一人で説明でき，またそれを人に具体的に示すことができるようになる．
2. 2週間以内に，座位・立位間，背臥位・座位間，車椅子・マット間および便座への移乗動作が独力でできるようになる．
3. 2週間以内に，平らな床面を，歩行器で歩くことができるようになる．また，1段の段差を昇ることができるようになる．
4. 2週間以内に，左下肢筋力が4＋から5/5（G＋からN）になる．
5. 2週間以内に，右股関節屈筋，伸筋，内転筋および外転筋の筋力が，少なくとも3/5（F）以上になる．
6. 2週間以内に，痛みなしで，右股関節屈曲の自動関節可動域0–90°および外転と伸展の正常可動域が確保される．

短期ゴール：

1. 患者は，3日以内に，聞かれた時はいつでも股関節全置換術後の注意事項を，正しく答えることができるようになる．
2. 治療開始3日後に，座位・立位間と車椅子・マット間の移動の依存度が軽介助1名に軽減する．
3. 1週間以内に，背臥位・座位間の移乗動作が独立する．
4. 患者は3日以内に，平行棒内を要軽介助1人で6mを2回歩けるようになる．
5. 患者は3日以内に，少しでも早く独歩可能となるための左下肢の訓練プログラムを自分の部屋で一人で行えるようになる．
6. 1週間以内に，左下肢筋力が4＋/5（G＋）に改善する．
7. 1週間以内に，右股関節および膝関節の筋力が最低2（P）以上になる．
8. 1週間以内に，右股関節屈曲0-90°および外転と伸展の正常可動域が，痛み評価尺度で患者からの報告で5以下のレベルになる（0＝痛みなし，10＝最強度の痛み）．

パートⅢ

診断名：変形性右股関節疾患，〔日付け〕に股関節全置換術を施行．

S：主訴：傷口の付近の右股関節痛．痛みの強度は，座位で3，身体を動かした時7とのこと（0＝痛みなし，10＝最強度の痛み）．以前の機能レベル：入院直前は，歩行補助具なしで，独歩可．患者は仕事を退職している．趣味は庭仕事．股関節全置換術後の注意事項については何も知らないとのこと．患者のゴール：短期：退院後家庭復帰し妻と暮らすこと．長期：庭仕事や花壇の手入れができるようになる．家庭状況：自宅で妻と二人暮らし．家に入るのに段差が1段あり，入る向きに対して右側に手すりありとのこと．ポータブルトイレ，歩行器，それに杖を持っている．

O：機能状態：移乗動作：背臥位・座位間は，要軽介助1名．座位・立位間と車椅子・マット間の移動は要中介助1名．本日に，便座への移乗動作は評価せず．歩行：平行棒内10％右下肢部分荷重で1分間を2回立位可．機能制限の原因：両上肢および左下肢：筋力：左下肢4（G）（筋群のテストによる）．右下肢：創：大転子上をくっ

きりと 10 cm の長さ．傷の回復良好．他動関節可動域：股関節屈曲 −20°，股関節外転 0–10°，股関節伸展と股関節内転 0°，膝屈曲伸展 0–70°．筋力：股関節，膝関節おおよそ 1（T）．

A：患者は，リハビリで改善する能力を有する．しかし，肺炎のため進歩はゆっくりだろう．

機能上の制限：
1. 股関節全置換術後の禁忌について，知識がない．
2. 移乗動作要介助．
3. 歩行動作要介助．

機能改善の見込み：
1. 患者は，治療 2 週間以内に，股関節全置換術後の注意事項について，一人で説明でき，またそれを人に具体的に示すことができる．
2. 2 週間以内に，座位・立位間，背臥位・座位間，車椅子・マット間および便座への移乗動作が独力でできる．
3. 2 週間以内に，平らな床面を，歩行器で独力で歩くことができる．また，1 段の段差を昇ることができる．

短期ゴール
1. 患者は 3 日以内に，聞かれた時はいつでも股関節全置換術後の注意事項を正しく答えることができるようになる．
2. 治療開始 3 日後に，座位・立位間と車椅子・マット間の移動の依存度が要軽介助 1 名に軽減する．
3. 1 週間以内に，背臥位・座位間の移乗動作が自立する．
4. 患者は 3 日以内に，平行棒内を要軽介助 1 名で 6 m を 2 回歩けるようになる．
5. 患者は 3 日以内に，少しでも早く独歩可能となるための左下肢の訓練プログラムを自分の部屋で一人で行えるようになる．

第 12 章．Plan（P）：計画の書き方

ワークシート 1

パート I

1. A
2. P
3. S
4. O
5. S
6. A
7. P
8. S
9. S
10. O
11. 問題点
12. P
13. A
14. S
15. P
16. S
17. A
18. O
19. P
20. O
21. A
22. A または O（これは，あなたの見解なのか，それとも事実なのかによる）

パート II

1. 患者の腰部に，1 日 2 回，20 分間ホットパックを行う．
2. 患者の右僧帽筋上部繊維に，1 日 1 回，超音波を 1.0 W/cm² で 7 分間行う．
3. 患者は 1 日 2 回，手渡された家庭プログラムに沿って訓練を進める．

パート III

1. 何回ぐらい
   どのくらいの時間
   ポンプのセットについて
   どこに（上肢それとも下肢）
2. どのくらいの時間
   どのタイプの渦流浴
   温度設定
   身体のどの部分
   渦流の強さ（全開，中度など）を記載する医療施設もある．

第 12 章．Plan（P）：計画の書き方

ワークシート 2

パート I

1. O
2. P
3. A

4. S
5. A
6. O
7. S
8. S
9. A
10. P
11. S
12. O
13. S
14. P
15. A
16. O
17. P
18. A

パートII

1. P：外来患者として，週3回，以下の治療のために通院する．パルス超音波を，右肩に1.5 W/cm^{2}の速さで動かして，7分間．右肩のモビライゼーション．20分間アイスパック．家庭訓練プログラム（別添）の指導．作業療法受診の依頼．
2. P：以下の治療のため，1日2回，理学療法を受ける．他動関節可動域訓練を左下肢に，10回から始める．耐久力がついたら回数を増やす．歩行訓練，左下肢免荷，両松葉杖を使用して．移乗動作訓練．断端の手入れと包帯法の指導．

復習用ワークシート：SOAP

パートII

問題点リストの作成

2. a. 痛み：右足関節
   痛み：右肩関節
   b.
   c. 右肘関節，自動介助関節可動域の減少
   d. 右手関節および手の自動関節可動域低下の恐れあり
   e. 移乗動作要介助
   f. 車椅子操作が要介助
   g. 車椅子駆動が要介助

復習用ワークシート：SOAP解答用紙

診断名：右脛骨遠位部および右上腕骨近位部骨折．脛骨はギプス固定．右上腕骨はスリングで固定．

S：主訴：何かに寄りかかった肢位で，右足関節に痛み．また，肘関節自動介助可動域訓練で，右肩関節に重度の痛み．病前の機能レベル：以前に車椅子を使ったことはないとのこと．活動：補助具なしで独歩可．以前に著明な異常歩行なし．利き手は右．家庭状況：両親と同居．平屋建て．玄関に1段の段差．床面はすべてカーペット敷．学校の状況：教室はすべて1階にある．出入りに段差なし．床面はリノリウム．教室間の距離は，450 m以内．1日7教科あり．患者のゴール：高等学校に在籍し，退院後できるだけ早く復学する．学校は頑張らないといけないし，競争が激しく，骨折が治癒するまで学校に行かないでいるわけにはいかないとのこと．

O：移乗動作：座位・立位間，および車椅子・マット間は，要重介助1名．背臥位・座位間は要中介助1名．便座への移乗動作は，未評価．歩行：現時点ではほとんど不可．車椅子操作：右のブレーキとレッグレストを操作できない．車椅子駆動：要軽介助1名および口頭指示で，左上下肢を使って3 mまで疲労なしに可．左上下肢：自動関節可動域および筋力は正常域内．右上肢：右上肢は免荷されている．骨折のため，右肩は評価せず．右肘の自動介助関節可動域は30〜70°．上腕二頭筋および三頭筋の筋力は総体で2（P）．右手および手関節の自動関節可動域は，ゆっくりな動きだが正常可動域内．右手および手関節の筋力は総体で2（P）．右下肢：股関節，膝関節の自動関節可動域は正常域内，筋力は5（N）．短下肢ギプスのため，足部および足関節は評価せず．右下肢は免荷．足指は温かく，色は正常．足指を小刻みに震わせることができる．右足関節に初めて体重を負荷した時，痛みで悲鳴をあげた．

A：便座への移乗動作の評価が必要．患者は，急速に回復するが，持久力がつくまで学校で車椅子駆動は要介助．右手および手関節を，最終自動関節可動域まで動かすには，励ましが必要．

問題点リスト：
1. 移乗動作要介助
2. 車椅子操作要介助
3. 車椅子駆動要介助
4. 右肘関節自動介助関節可動域低下
5. 右手および手関節の自動関節可動域低下の恐れ
6. 右肩の痛み
7. 右足関節の痛み

長期ゴール：
1. 10日後までに，車椅子・マット間，背臥位・座位間，座位・立位間それに便座への移乗動作が，痛み

なしで独力で可.
2. 10日後までに，車椅子のブレーキとレッグレストの操作が独力で可.
3. 10日後までに，リノリウムとカーペットの床面ならば，30m独力で車椅子駆動可.
4. 10日後までに，右肘の自動関節可動域訓練が独力で可.
5. 10日後までに，右肘の自動関節可動域が15–90°になる.
6. 10日後までに，右手および手関節の自動関節可動域が，痛みなしで最終可動域まで動かせる.

短期ゴール：5日後までに達成すること
1. 座位・立位間，車椅子・マット間の移乗動作が，要軽介助1名となる.
2. 背臥位・座位間の移乗動作が，要近位監視1名となる.
3. 車椅子のブレーキとレッグレストの操作が，要中介助および口頭指示で可となる.
4. 車椅子駆動が，15m口頭指示のみで可となる.
5. 右肘関節可動域の自主訓練を行う際，口頭指示を必要とする.
6. 右肘自動関節可動域が，25–80°に改善する.
7. 右手および手関節の自動関節可動域訓練を，独力で行える.

P：1日2回．便座への移乗動作評価．車椅子・マット間，背臥位・座位間，座位・立位間，便座への移乗動作訓練．車椅子操作および駆動訓練．右肘自動介助関節可動域訓練．右手および手関節自動関節可動域訓練．家庭で行う右肘の関節可動域の自主訓練，および右手指および手関節自動関節可動域訓練の指導.

復習用ワークシート：SOAP解答用紙—機能的帰結報告書式

診断名：右脛骨遠位部および右上腕骨近位部骨折．脛骨はギプス固定，右上腕骨はスリングで固定.

S：病前の機能レベル：以前に車椅子を使ったことはないとのこと．活動：補助具なしで独歩可．以前に著明な異常歩行なし．利き手は右．家庭状況：両親と同居．平屋建て．玄関に1段の段差．床面はすべてカーペット敷き．学校の状況：すべて1階にある．出入りに段差なし．床面はリノリウム．各教室間の距離は，450m以内．1日7教科あり．患者のゴール：高等学校に在籍し，退院後できるだけ早く復学する．学校は頑張らないといけないし，競争が激しく，骨折が治癒するまで学校に行かないでいるわけにはいかないとのこと.

O：機能状態：移乗動作：座位・立位間，および車椅子・マット間は，要重介助1名．背臥位・座位間は要中介助1名．便座への移乗動作は未評価．歩行：現時点ではほとんど不可．車椅子操作：右のブレーキとレッグレストを操作できない．車椅子駆動：要軽介助1名および口頭指示で，左上下肢を使い，3mまで疲労なしに可．機能上の問題の原因：右上肢：右上肢は免荷されている．骨折のため，右肩は評価せず．右肘の自動介助関節可動域は30–70°．上腕二頭筋および三頭筋の筋力は総体で2（P）．右手および手関節の自動関節可動域は，ゆっくりな動きだが正常可動域内．右手および手関節の筋力は総体で2（P）．右下肢：短下肢ギプスのため，足部および足関節は評価せず．右下肢は免荷．右足関節に体重を初めて体重を負荷したとき，痛みで悲鳴をあげた.

A：便座への移乗動作の評価が必要．患者は，急速に回復するが，持久力がつくまで学校で車椅子駆動は要介助．右手および手関節を，最終自動関節可動域まで動かすには，励ましが必要.

機能上の制限：
1. 移乗動作要介助
2. 車椅子操作要介助
3. 車椅子駆動要介助
4. 右手および手関節が機能しない

機能改善の見込み：
1. 10日後までに，車椅子・マット間，背臥位・座位間，座位・立位間それに便座への移乗動作が，痛みなしで独力で可.
2. 10日後までに，車椅子のブレーキとレッグレストの操作が独力で可.
3. 10日後までに，リノリウムとカーペットの床面ならば，30mを車椅子駆動可.
4. 機能的な右手および手関節.

短期ゴール：5日後までに達成すること
1. 座位・立位間，車椅子・マット間の移乗動作が，要軽介助1名となる.
2. 背臥位 ↔ 座位の移乗動作が，要近位監視1名となる.
3. 車椅子のブレーキとレッグレストの操作が，要中介助および口頭指示で可となる.
4. 車椅子駆動が，15m口頭指示のみで可となる.
5. 右手指および手関節の自動関節可動域訓練を独力で行える.

P：1日2回．便座への移乗動作評価．車椅子・マット間，背臥位・座位間，座位・立位間，便座への移乗動作訓練．車椅子操作および駆動訓練．家庭で行う右肘の関節可動域の自主訓練，および右手指および手関節自動関節可動域訓練の指導.

付録 **B**

ノートと問題解決の過程

問題解決の過程*	セラピストがすること	記載の場所
1. 問題点を確認する	A. カルテを読む	初期ノート 問題点あるいは診断名
	B. 問診	主観的情報（S）
	C. 行うべき客観的測定を計画する	（記載しない）
	D. 計画した客観的測定と観察を行う	客観的情報（O）
	E. 記録の問題点とSとOの部分の情報を解釈し，正常域でない要素を明らかにする．これによって理学療法的診断が下せる場合もある	評価（A） 　問題点リスト
	F. 患者と一緒にゴールを設定する．これによって以下のことが明らかになる	
	(1) 治療プログラム全体が終了すると問題点がどのように解決されるか	長期ゴール
	(2) 短期間で行えることは何か．長期ゴールを達成するために最初に行うことは何か	短期ゴール
2. 可能性を探る	G. 患者の進歩を助けたり妨げたりする可能性や制限を特定する	印象または要約
3. 選択肢を確認する 　a. それぞれの得失 　b. それぞれの可能性	H. 短期ゴール（それに長期ゴール）を達成するために，考えうるあらゆる治療を検討する．それぞれの治療の肯定的な面と否定的な面を見る．また時間と費用の面の効率といった要素の重みづけをする	（ノートの評価（A）の項目の印象の見出し下に記載することがある）
4. 行うことを決定する	I. 治療計画を作成する	計画（P）
5. 行動開始	J. 治療開始	（一部の保険会社等が要求する日記に記録する．通常はOの項目下）

SOAP ノート・マニュアル

6. データの収集	K. 治療中あるいはその後にさらに問診や客観的測定を行い患者を再評価する（継続して行う）	中間ノート 主観的情報（S） 客観的情報（O）
7. 評価する	L. 収集した新しい情報を見て，以前の測定値，問題点リスト，長期・短期ゴールとを見比べ，患者の治療計画が適切か改めたほうがよいか決定する	評価（A） 要約（長期ゴールや問題点リストについて言及することもある）
	M. 短期ゴールを修正する	短期ゴール
8. 段階3と4を繰り返す	N. 段階HとIを繰り返す	計画（P）
9. 段階5，6，7，8，9等を引き続き行う	O. 段階J，K，L，M，N，O等を引き続き行う	新たな中間ノート 必要に応じて 主観的情報（S） 客観的情報（O） 評価（A） 計画（P）

*Wolf, S: Clinical Decision Making in Physical Therapy. FA Davis, Philadelphia, 1985 より．許複製．

SOAPノートのまとめ

付録 C

問題点

ここには，以下に記すような患者の現在の状態や治療に関係する情報が入ります．
　　診断名
　　過去に受けた手術
　　既往歴あるいは過去の状況
　　現病歴あるいは現在の状況
　　検査結果
　　近々あるいは直前の手術

主観的情報

ここには，患者や家族からセラピストに伝えられた情報が入ります．
　　患者の過去
　　現在の状況が起こる以前の患者の機能レベル（以前の機能レベル）
　　患者の生活様式や家庭状況
　　患者の示す感情や態度
　　患者のゴール
　　患者の（さまざまな）訴え
　　患者の治療に対する反応
　　患者の現在の状態や境遇に関係するその他すべての情報

SOAPノート・マニュアル

中間ノート

中間ノートでは，ここには前回記録した時以降の患者の状態に関する最新あるいは追加の情報が記載されます．

退院時ノート

退院時ノートでは，ここには前に記録した時以降の患者の状態に関する最新あるいは追加の情報が記載されます．あるいは，患者の訴え，家庭状況，ゴールが達成されたと患者が考えているか，どんなことが家庭で行えるようになったと患者は思っているか，これらがすべて要約されて記載されます．

客観的情報

ここには，(個々の医療施設によって違いますが) 以下の情報が入ります．

1. 医療記録から収集した病歴の一部と患者が現在かかえる問題に関係する過去の出来事 (注意：医療記録からの情報を O の項目に記載するのは一部の施設だけです)．
2. 客観的測定や観察から得られた情報 (これは測定可能で再現性がなければいけません．データベース，フローシート，図表を使ってもかまいません．O の項目の下にデータをまとめてもかまいません)．
3. すでに患者に行った治療 (特に，教えた特定の訓練，訓練をどの程度一人で行えるか，可能な訓練回数，訓練時の肢位，必要上手直しした内容)．
4. 機能に関する情報．これは通常，O の項目のいちばん最初に記載されます．

中間ノート

中間ノートでは，ここには初期ノートや前回の中間ノートに記録した情報を更新したり，新たな情報を追加します．

退院時ノート

退院時ノートでは，ここには前回に記録した患者の状態を最新のものに改めたり，退院する患者の状態をすべて要約します (書式やその分量は，初期ノートに近いものになります)．

付録C　SOAPノートのまとめ

評価

　これは4つの項目をからなり，記録を読む人はここから治療とそのゴールについてのセラピストの考え方を知ることができます．

問題点リスト

　ここには，記録の主観的，客観的情報の項目に記載した患者の主要な問題点が要約されます．問題点リストを作成する手順は以下のとおりです．

1. （前提となる作業）記録にSとOを記入する．
2. 正常域内にあるものや，治療によって影響されたり変化させることが可能なことを書き留める．目立つようにマークを入れたりする．こうして記録のSとOを見直す（医療や精神医学上の問題点は，セラピストの問題点リストには入れない）．
3. どの問題がいちばん重要か，その次は何かなど優先順位をつける．
4. 優先順位に従って，問題点リストを作成する．

中間ノート

　中間ノートでは，ここには新たに生じた問題点や解決された問題点があった時だけ，それをリストに載せます．

退院時ノート

　退院時ノートでは，ここには問題点が解決されたか，未解決かを記載します．

長期ゴール

　長期ゴールは，

1. 長期的にみて達成が見込まれるものを記載します．
2. 問題点リスト（または理学療法的診断，あるいは双方）に基づきます．
3. 短期ゴールを決めるための基礎となります．

長期ゴールの構成要素：
主体：患者，家族，または患者と家族（明記しないこともある）
行動：具体的行為を示す動詞が用いられる．これには行動の対象となる目的語が続くことが多い．
条件：その行動が行われる際の条件，あるいはその行動を行うために必要となること（明記しない

— 229 —

SOAPノート・マニュアル

こともある).

程度：最低限必要な数，パーセントあるいは割合，制限あるいはある定まった標準からの逸脱，うまく行えたことの顕著な特徴．これには常に目的を達成するまでの期間と患者の機能状態との関係を結び付けて記載する．

中間ノート

中間ノートでは，長期ゴールが達成されていなければ，またそれを改訂する必要がなければ，通常ここには何も書きません．

退院時ノート

退院時ノートでは，どのゴールが達成され，まだどれが未達成か（未達成の理由も合わせて）をここに記します．

短期ゴール

短期ゴールは，

1. 長期ゴールを達成する過程の一段階です．
2. 長期ゴールを基に作成されます．
3. 治療計画策定の基礎となります．

短期ゴールの構成要素は長期ゴールと同じです．長期ゴールと異なるのは以下のような点です．

1. 期間が短い．
2. 施設によっては，機能について述べることが少ない．
3. しばしば見直される．

中間ノート

中間ノートでは，ここには達成された短期ゴールと次の短期ゴールを記載します．もしゴールが達成されていなかったならば，その理由についての見解を記載し，より合理的なゴールに改めます．あるいは，新たに期間を設定し同じゴールを再掲します．

退院時ノート

施設によっては，ここでなぜその最新のゴールが達成されたか，あるいは達成されなかったかについての見解を記載します．短期ゴールについて，ここに何の見解も載せない施設もあります．

印象あるいは要約

ここには，以下の情報が記載されます．

    理学療法的診断
    記録された主観的および客観的情報相互の関係
    ゴールと治療計画，あるいはそのどちらかの正当性
    患者の主要な問題点の明確化
    治療を継続することの正当性
    治療の際見られた患者の進歩（あるいは進歩が見られなかったこと）に関する検討
    リハビリテーションに関係する患者の潜在能力とその根拠についての検討
    初期時の問診や検査から，情報を得ることが難しかった理由の説明
    さらに必要となるであろう検査，治療，さらに必要な他機関への照会についての提議

計画

ここには，以下の情報が記載されます．

1. 患者が1日あるいは1週間に受ける治療の回数（あるいは，診療の延べ回数）
2. 患者が受ける治療

また，以下のことがよく記載されます．

3. 治療の場所
4. 治療の進め方
5. さらに詳しく評価する，あるいは再評価のための計画
6. 退院に向けた計画
7. 患者と家族に対する教育
8. 必要となる器具と患者のために注文したり購入する器具
9. 他機関への照会：今後の治療あるいは他機関への照会について，患者の担当医と相談する計画があるか否か．

中間ノート

患者の状態を再評価し新たな短期ゴールを設定した時は，治療計画を改訂する必要があります．

退院時ノート

以下の情報を簡潔に記載します．

1. 行った治療
2. 家庭訓練プログラム指導の有無とそれを行う際の自立度
3. 患者や家族に何か指導を行っていればそれについて
4. 患者が購入した器具
5. 患者が購入した器具に関する説明書が渡されているかどうか
6. 在宅保健サービス機関やそれ以外の専門機関に委託したかどうか
7. 患者を治療した回数
8. 患者が治療を休んだり，断った事例すべて
9. 患者が現れなかったり患者が来るまで待たされたことがあれば，日時とその理由
10. 患者の退院先
11. 退院理由
12. 患者の今後のフォローアップ治療やケアに関する勧告

付録 D

保険会社等の請求に応えるための記録の取り方のこつ

診断名

1. 現在の診断名，関連するすべての二次的診断名，さらに場合によって異なりますが，検査結果を記載すべきです．たとえ患者が理学療法や作業療法をこれ以上受けなくてよい場合でも，しばしば関連する二次的診断名から，患者の機能レベルの評価の必要性が明確になります．
2. 現在の診断された疾患の発症した日付とセラピーが開始された日付を，退院時ノートに記載することが大切です．

主観的情報

1. 関係しない情報は絶対に記入しません．主観的情報によって，治療の必要性がよくわかるようにすべきです．
2. 主訴は簡潔に要点をつかんで記載します．患者は何をいちばんの問題だと考えるのか．もしその問題自体が直接機能と関係ない場合であれば，それがどのように患者の機能と結び付いているのか．
3. 患者自身に，尺度を用いて自分の訴えを評価させます．痛み尺度の利用は，その一例です．家庭での機能障害や，患者が必要とする介助の量（たとえば必要な介助者の数）などもそれです．数値尺度を用いて表された主観的情報は，患者の進歩を再評価するのに使えます．
4. 中間（経過）ノートには，通常患者に見られる抑うつや落胆から来る特定しにくい訴えを記載しないようにします．「自分はあまり良くなっていない」といった患者の発言から，判定者は記載の内容に疑問を感じることがありますし，またそれは客観的データによって証明されない可能

性があります．

5. 現在の診断された病気が発症する以前の患者の機能レベルをしっかりと記載します．慢性疾患の場合は，治療の必要性を判断するのに，これが役立つことがあります．また，セラピストによる患者教育の必要性も判断できます（たとえば，今まで歩行器を使ったことのない患者に対しては，その適切な使用法を指導する必要が出てきます）．
6. 簡潔に家庭状況を記載します．患者は一人暮らしなのか．患者の介助が必要な場合では，日中家に誰がいるのか．家に段差があるのか，手すりはあるのか．患者の歩行にとって，その段差は大きな障害となるのか．寝室から風呂，台所などの距離はどのくらいか．床はカーペットが敷かれているのか，タイルか，リノリウムか，木の床か，また小型のマットが敷かれているか．バスルームの便座や浴槽の周りには，何か手すりがあるのか．車椅子が通り抜けられるだけの戸幅があるか，また部屋の中で向きを変えられるか．
7. 簡潔に，患者に関係するこれまでの出来事を記載します．患者の機能状態は，最近悪くなっているのか，またそうだとするとなぜか．以前に何か治療を受けたか，もしそうだとすればなぜか，そしていつか．また，以前に自助具を使ったことがあるか．そうであれば，なぜ，いつか．何か自助具や補助具を持っているか．
8. 患者のゴールを見つけます．治療が終わって退院した後の計画は何か．入院時にできないことで，退院時にできるようになりたいことは何か．

客観的情報

1. どんなことでも測定します．見込みによる評価や「〜のように見える」とか「機能的である」といった言葉は避けます．どんなことでも最初は具体的に説明し，再評価の時に進歩がわかるようにすべきです．
2. 家族や助手でできない，セラピストの専門的ケア技術が必要とされていることを示します．たとえば，セラピストの指導がどのように必要なのかを示したり，必要とされる介助の内容と合わせて移乗動作に要する時間やその時の身体各分節の動きを評価します．理学療法士と作業療法士だけが，正常からの逸脱について判定できます．助手は，補助ができるだけです．
3. ある活動が含まれているゴールや治療を計画したら，現在その活動が行えないとかその時点での測定値を，比較の基準として明確に記録しておきます．
4. 著明な機能上の障害を明確にします．またそれがどのように客観的測定と結び付いているか示します．
5. 心理的状態に関する報告は注意深く行います．疑いがあるなら，推測を交えたり，否定的側面を強調してはいけません．患者はいくらか混乱していても指示によく従うことができますし，治療

から多大の利益を得ることができます．「混乱している」といったような言葉は避けるべきです．患者が混乱していて日付がわからなくても，人や場所，仕事についてわかっていれば，何を患者に尋ねたか明確にしておきます．患者がセラピーを受ける能力を有することを強調すべきです．

6. 客観的検査結果を示すために，順序尺度や比尺度（たとえば，0–10とか0–5）を用います．記録を読んだ人は，筋力が3/5であることは障害であることが容易にわかります．"Fair"では，知識のない人には筋力がどの程度かわかりません．使った比尺度の写しやその施設で特に定めた定義があればそれを添付すべきです．付録Eに客観的比尺度に関する文献を挙げてあります．

7. バイタルサインをとることを忘れてはいけません．近位監視だけが必要で，ただ歩行距離を伸ばしたい患者の場合は，助手でも患者を歩かせることができます．この場合の持久力を目的とした歩行や移乗動作の訓練は，保険金の支払の対象となりません．しかし，心拍数，血圧，それに呼吸数が歩行時に異常に上昇すれば，歩行訓練を進めていくうえでセラピストのもつ技能が必要になってきます．

8. 定期的に再評価，再測定を行うべきです．一定の客観的データが定期的に入手できれば，ゴールを再設定したり，治療効果を評価するのが容易です．

評価

1. ゴールを達成するために必要な予測時間を特定します．その期間でゴールが達成されなかったら，その理由を説明し，ゴールを再設定します．
2. 同じ診断名の患者が通常たどる回復の過程に比して，ある患者の進歩が遅い場合はその理由を説明します．
3. ゴールは
    a. 患者に焦点をあて，何ができるようになるかを中心に記載します．
    b. 行動を具体的に特定して記載します．
    c. 必要な条件や道具についてどんなことでも記載します．たとえば，自助具，包帯の種類，義肢，装具，車椅子など．
    d. 測定可能なものであること，またそれを達成するのに要する期間を示します．
4. （筋力低下といった）障害がどのように機能と関係しているか説明します．
5. 記録のOの項で詳細に説明された問題点を，明確で簡潔な問題点リストを使って読み手の人に手短に説明します．
6. ゴール達成に近づいたら，治療が引き続き必要な理由を明らかにします．
7. これからまだ解決していかなければならない問題点と進歩しゴールに近づいた点を明らかにします．

計画

1. 患者が必要とする治療頻度を記載します．
2. セラピストと助手が行う治療，それぞれが区別できるように内容を特定します．
3. 患者の治療内容と量を述べ，治療時間の根拠を示します．

その他

1. 保険会社等が要求する種類すべてが書かれているか，求められている情報が適切な場所に明確に，簡潔に，わかりやすく記入されているか確認します．
2. 保険会社等が求める書類はどのようなものでも添付します．求められている記録回数に従って，それを最新のものにしておきます．求められているもの以上に記録を取る回数を増やすことなく，時間を無駄にしないようにします．長期間間隔があったほうが，進歩はよくわかります．
3. 治療を行うに際し，あらかじめ同意を取るよう言ってくる保険会社に対しては，事前同意の有無とその機関が同意を出すならば同意を得ている回数（承認回数）を確認します．承認がまだであったり得られない場合は，認められた回数以上は治療を行えません．

参考文献

付録 E

1. Berni, R, Readey, H: PROBLEM-ORIENTED MEDICAL RECORD IMPLEMENTATION: ALLIED HEALTH PEER REVIEW. The CV Mosby Company, St. Louis, MO, 1978.
2. Bernstein, F, et al: "Documentation for Outpatient Physical Therapy." CLINICAL MANAGEMENT. 7(2): 28–30, 1987.
3. Bohannon, RW, Smith, MB: "Interrater Reliability of a Modified Ashworth Scale of Muscle Spasticity." PHYSICAL THERAPY. 67(2): 206–207, 1987.
4. Brunnstrom, S: MOVEMENT THERAPY IN HEMIPLEGIA. Harper and Row, New York, 1970.
5. Daniels, L, Worthingham, C: MUSCLE TESTING TECHNIQUES OF MANUAL EXAMINATION. WB Saunders Co., Philadelphia, 1986.
6. Easton, RE: PROBLEM-ORIENTED MEDICAL RECORD CONCEPTS. Appleton-Century-Crofts, New York, 1974.
7. Feitelberg, SB: THE PROBLEM ORIENTED RECORD SYSTEM IN PHYSICAL THERAPY. University of Vermont, Burlington, VT, 1975.
8. FUNCTIONAL RATING SCALES FOR PHYSICAL THERAPISTS. Documenting Quality Care, Inc., Washington, DC, 1988.
9. Gaidosik, RL, Bohannon, RW: CLINICAL MEASUREMENT OF RANGE OF MOTION. "Review of goniometry emphasizing reliability and validity." PHYSICAL THERAPY. 67(12): 1867–1882, 1987.
10. Griffith, J, Ignatavicius D: THE WRITER'S HANDBOOK: THE COMPLETE GUIDE TO CLINICAL DOCUMENTATION, PROFESSIONAL WRITING AND RESEARCH PAPERS. Resource Applications, Inc., Baltimore, 1986.
11. GUIDE FOR CONDUCT OF THE AFFILIATE MEMBER. American Physical Therapy Association, Alexandria, VA, 1991.
12. GUIDE FOR PROFESSIONAL CONDUCT. American Physical Therapy Association, Alexandria, VA, 1993.
13. GUIDELINES FOR PHYSICAL THERAPY DOCUMENTATION. American Physical Therapy Association, Alexandria, VA, 1993.
14. Gylys, BA, Wedding, ME: MEDICAL TERMINOLOGY: A SYSTEMS APPROACH, 2nd edition. F.A. Davis Company, Philadelphia, 1988.
15. Hill, JR: THE PROBLEM-ORIENTED APPROACH TO PHYSICAL THERAPY CARE. American Physical Therapy Association, Washington, DC, 1977.
16. Hurst, JW, Walker, HK (eds): THE PROBLEM-ORIENTED SYSTEM. Medcom Press, 1972.
17. IEP: INDIVIDUALIZED EDUCATIONAL PROGRAM. WHAT IS IT/HOW DOES IT WORK? Montgomery County Association for Retarded Citizens, Silver Spring, MD, 1978.
18. INSTRUCTIONAL OBJECTIVES. Teaching Improvement Project Systems for Health Care Educators, Center for Learning Resources, College of Allied Health Professions, University of Kentucky, Lexington.
19. Jette, AM (ed): "Functional Assessment of the Elderly." TOPICS IN GERIATRIC REHABILITATION. 1(3): 1986.
20. Jones, P, Oertel, W: "Developing Patient Teaching Objectives and Techniques: A Self-Instructional Program." NURSE EDUCATOR. September-October, 1977, pp. 3–18.
21. Kane RA, Kane RL: ASSESSING THE ELDERLY: A PRACTICAL GUIDE TO MEASUREMENT. DC Heath & Co., Lexington, MA 1981.

22. Keene, JS, Anderson, CA: "Hip Fractures in the Elderly: Discharge Predictions with a Functional Rating Scale." JAMA. 248(5): 564–567, August 6, 1982.
23. Kendall, FP, McCreary ED: MUSCLE TESTING AND FUNCTION. Williams and Wilkins, Baltimore, 1983.
24. Lew, CB: DOCUMENTATION: THE PT'S COURSE ON SUCCESSFUL REIMBURSEMENT. Professional Health Educators, Inc., Bethesda, MD, 1987.
25. Logan, C, Rice, KM: MEDICAL AND SCIENTIFIC ABBREVIATIONS. Lippincott, Philadelphia, 1987.
26. Mahoney, F, Barthel D: "Functional Evaluation: The Barthel index." MD MED J 14:61–65, 1965.
27. Melzach R: "The McGill Pain Questionnaire: Major Properties & Scoring Methods." PAIN. 1: 177–299, 1975.
28. Nelson, AJ: "Functional Ambulation Profile." PHYSICAL THERAPY. 54(10): 1059–1065, 1974.
29. NIA Conference on Assessment. JOURNAL OF AMERICAN GERIATRICS SOC. [reprint] 31:11 & 12, 1983.
30. Payton, OD, Ozer, MN, Nelson, C: PATIENT PARTICIPATION IN PROGRAM PLANNING. F.A. Davis Company, Philadelphia, 1989.
31. Rothstein, J (ed): MEASUREMENT IN PHYSICAL THERAPY. Churchill Livingston, Inc., New York, 1985.
32. Rothstein, JM, Roy, SH, Wolf, SL: THE REHABILITATION SPECIALIST'S HANDBOOK. F.A. Davis Company, Philadelphia, 1991.
33. Simonton, TE: "HCFA's New Medicare Claims Review Criteria Starts November 11." PROGRESS REPORT. American Physical Therapy Association, 17:10, November 1988.
34. STANDARDS OF PRACTICE FOR PHYSICAL THERAPY. American Physical Therapy Association, Alexandria, VA, 1992.
35. Stewart, DL, Abeln, SH: DOCUMENTING FUNCTIONAL OUTCOMES IN PHYSICAL THERAPY. The CV Mosby Company, St. Louis, MO, 1993.
36. Wakefield, JS, Yarnall, SR (eds): IMPLEMENTING THE PROBLEM-ORIENTED MEDICAL RECORD. MCSA, Seattle, WA, 1976.
37. Walter, JB, Pardee, GP, Molbo, DM (eds): DYNAMICS OF PROBLEM-ORIENTED APPROACHES: PATIENT CARE AND DOCUMENTATION. J.B. Lippincott Company, Philadelphia, 1976.
38. Weed, LL: MEDICAL RECORDS, MEDICAL EDUCATION, AND PATIENT CARE. Year Book Medical Publishers, Inc., Chicago, 1971.
39. Weed, LL: "Medical Records, Patient Care and Medical Education." IRISH JOURNAL OF MEDICAL SCIENCE. 6:271–282, 1964.
40. Weed, LL: "What Physicians Worry About: How to Organize Care of Multiple Problem Patients." MODERN HOSPITAL. 110:90–94, 1968.
41. Wolf, S: CLINICAL DECISION MAKING IN PHYSICAL THERAPY. F.A. Davis Company, Philadelphia, 1985.

付録 **F**

フローシートの使い方

　以下に挙げるのは，3種類の異なった方法で記載された患者記録です．最初のものは，従来からあるSOAPに基づく記録書式です．2番めのものも同様ですが，一部の情報がフローシートに記載されています．3番めのものはフローシートに記載されています．これはSOAPに基づく記録書式に従っていますが，特定の限定された問題がある患者に用いられます．それぞれの書式に一長一短があります．それぞれを比較するためにここに掲載してあります．

書式1

04-20-95; status as of 1100: INITIAL ASSESSMENT
Dx: Osteoarthritis Ⓡ knee; Ⓡ total knee replacement 04-19-95.
S: C/o: Pain Ⓡ knee of intensity of 8 (0 = no pain, 10 = worst possible pain). Prior level of function: Indep amb c̄ straight cane at home and in public on all surfaces including stairs. Denies previous use of walker or crutches. Home set-up: Lives alone in a house c̄ 4 steps s̄ handrail at entrance. Floor surfaces are carpeting & linoleum s̄ throw rugs. Owns a straight cane only. Pt. goals: To return home indep c̄ a walker upon D/C.
O: Transfers: Sit ↔ stand & supine ↔ sit c̄ min +1 assist. Mat ↔ chair c̄ mod +1 assist. On/off toilet not tested on this date 2° low Pt. endurance. Gait: In // bars 50% PWB Ⓡ LE for ~20 ft. x 2 c̄ min +1 assist. Amb on stairs not feasible on this date. Balance: Good in sitting, standing & amb c̄ walker. Endurance: Fair+/Good− on this date. UEs & Ⓛ LE: WNL strength & AROM. Ⓡ LE: At least F strength at hip & ankle c̄ WNL AROM; not assessed further at hip & ankle 2° pain; T strength Ⓡ quadriceps & hamstrings. AAROM Ⓡ knee: prone 20–45°, supine 20–45°, sitting 25–50°. Mental status: Oriented x 3. Follows commands well.
A: Problem List:
1. Dependent transfers
2. Dependent amb
3. ↓ strength Ⓡ LE
4. ↓ AROM Ⓡ LE
5. ↓ endurance

Long Term Goals:
1. Indep transfers supine ↔ sit, sit ↔ stand, mat ↔ chair, & on/off toilet within 1 wk.

SOAP ノート・マニュアル

 2. Indep walker amb ~100 ft. x 2 on level surfaces & on 4 steps s̄ handrail 50% PWB Ⓡ LE within 1 wk.
 3. Indep in home exercise program within 1 wk.
 4. AROM Ⓡ knee to 10–90° within 1 wk. to allow Pt. indep ADL & amb.
 5. Ⓡ LE strength at least F to allow for indep transfer within 1 wk.

Short Term Goals: All to be achieved in 4 days
 1. All transfers c̄ min +1 assist.
 2. Walker amb 50 ft. x 2 on level surfaces.
 3. Home exercise program c̄ verbal cues only.
 4. AROM Ⓡ knee to 20–60°.

Imp: Rehab. potential good. Should be able to achieve Pt.'s goals. Pt. will need stair walker to amb steps at home.

P: BID in dept: Transfer training, gait training progressing to a walker. AAROM & AROM exercises Ⓡ LE, Pt. will be instructed in home exercise program, CPM at B/S, electrical stimulator Ⓡ quadriceps to tolerance.

04-24-95; status as of 1030:
S: C/o: Rates knee pain intensity as 6.
O: Transfers: On/off toilet c̄ mod +1 assist. Mat ↔ chair & supine → sit c̄ min +1 assist. Sit → supine & sit → stand c̄ standby +1 assist. Stand → sit indep. Gait: c̄ stair walker 50% PWB Ⓡ LE ~50 ft. x 2 c̄ standby +1 assist. Balance good c̄ walker, standing or amb. Ⓡ KNEE AROM: Prone 20–60°, supine 20–58°, sitting 23–63°. Home exercise program: Requires verbal cues to perform correctly.
A: All achieved except toilet transfers. Will work toward Long Term Goals until D/C.
P: Cont. c̄ Rx as outlined in note of 04-20-95.

04-27-95; status as of 1400: DISCHARGE SUMMARY
S: C/o: Rates knee pain intensity as 3. Pt. goals: States feels she has achieved her goals.
O: Transfers: Indep sit ↔ stand, supine ↔ sit, chair ↔ mat, & on/off toilet. Amb: Indep c̄ stair walker 50% PWB Ⓡ LE for 120 ft. x 2 & on 4 steps c̄ stair walker. Ⓡ knee AROM: Prone 10–87°, supine 10–87°, sitting 10–90°. Strength Ⓡ LE: F hamstrings and quadriceps & G hip flexors & extensors & in ankle musculature.
A: Long Term Goals: All achieved.
P: D/C PT 2° to D/C of Pt. from Hospital XYZ to home; pt. was indep in home program & given written copy (attached). Seen by PT for 15 Rx sessions.

<訳>
1995年4月20日11時現在の状態：初期評価
診断名：右膝関節炎，右膝関節全置換術（95年4月19日）
S：主訴：右膝痛，痛みの強度8（0＝痛みなし，10＝最強の痛み）．病前の機能：階段を含むどんな床面でも，屋内外を問わず杖歩行自立．以前に歩行器や松葉杖を使ったことはないとのこと．家庭状況：一軒家に一人暮らし．玄関に手すりのない4段の段差あり．床面はカーペット敷きかリノリウム．小型マットは敷いていない．杖以外は何も持っていない．患者のゴール：家庭復帰．退院時には歩行器で独歩．
O：移乗動作：座位・立位間，背臥位・座位間は要軽介助1人．マット・椅子間は要中介助1人．便座への移乗動作は患者の持久力低下のためこの日評価せず．歩行：右下肢50％部分荷重で，平行棒内6mを2回可．要軽介助1人．階段昇降はこの日無理．バランス：座位，立位，歩行器歩行時はGood．持久力：この日は，Fair+またはGood−．両上肢および左下肢：筋力と自動関節可動域は正常域内．右下肢：股関節，足関節の自動関節可動域は正常域内，筋力は少なくとも3（F）．痛みのため，両関節はそれ以上評価せず．右大腿四

— 240 —

頭筋とハムストリングは1（T）．右膝自動介助関節可動域は，腹臥位20–45°，座位25–50°．心理的状態：3回同じことを説明する．指示によく従う．

A：問題点リスト：
　1. 移乗動作要介助
　2. 歩行要介助
　3. 右下肢筋力低下
　4. 右下肢自動関節可動域低下
　5. 持久力低下

長期ゴール：
　1. 1週間以内に，背臥位・座位間，座位・立位間，マット・椅子間，便座への移乗動作自立．
　2. 1週間以内に，平らな床面を右下肢50％部分荷重で30 mを2回と手すりなしの4段の段差昇降を歩行器歩行で自立．
　3. 1週間以内に，独力で家庭訓練プログラムを行える．
　4. 1週間以内に，右膝自動関節可動域が10–90°に改善し，日常生活活動と歩行がそれにより自立する．
　5. 1週間以内に，右下肢筋力が少なくとも3（F）となる．それにより，移乗動作が自立する．

短期ゴール：4日以内に達成されること
　1. どの移乗動作も，要軽介助1人となる．
　2. 平らな床面を，歩行器歩行で15 mが2回可となる．
　3. 口頭指示のみで，家庭訓練プログラムを行える．
　4. 右膝自動関節可動域が20–60°になる．

印象：リハビリで改善する潜在能力がある．患者の希望は間違いなく達成できる．家で段差昇降するため，階段用歩行器が必要になるだろう．

P：リハビリ部門で1日2回の訓練．移乗動作訓練，歩行器歩行に向けての歩行訓練，右下肢の自動介助と自動関節可動域訓練，家庭訓練プログラムの指導，病室でCPM，持久力向上のため右四頭筋に電気刺激．

1995年4月24日10時30分現在の状況

S：主訴：膝の痛み．強度6．
O：移乗動作：便座は要中介助1人．マット・椅子間と背臥位から座位は要軽介助1人．座位から背臥位と座位から立位は要近位監視1人．立位から座位は独力で可．歩行：右下肢50％部分荷重で，階段用歩行器を用い，15 mを2回，要近位監視1人で可．バランス：歩行器，立位，歩行でGood．右膝自動関節可動域：腹臥位20–60°，背臥位20–58°，座位23–63°．家庭訓練プログラム：正しく行うためには，口頭指示が必要．
A：便座の移乗動作以外は，すべて可能となる．退院時まで長期ゴール達成に向けて訓練する．
P：95年4月20日記載の概略に従って治療を継続する．

1995年4月27日14時現在の状況：退院時ノート

S：主訴：膝の痛み．強度3．患者のゴール：自分のゴールを達成できたと思っているとのこと．
O：移乗動作：座位・立位間，背臥位・座位間，椅子・マット間，便座は独力で可．歩行：階段用歩行器を用い，右下肢50％部分荷重で，40 mを2回独力で可．また，それを用いて段差4段を昇降可．右膝自動関節可動域：腹臥位10–87°，背臥位10–87°，座位10–90°．右下肢筋力：四頭筋とハムストリングは3（F）．股関節屈筋，伸筋群それに足関節周囲筋は4（G）．
A：長期ゴール：すべて達成．
P：XYZ病院から家庭へ退院となり，理学療法終了．患者は，家庭訓練プログラムを独力で行える．またそのプログラムの写しを受け取っている（別添参照）．理学療法回数は15回であった．

書式 2

04-20-95; status as of 1100: INITIAL ASSESSMENT

Dx: Osteoarthritis Ⓡ knee; Ⓡ total knee replacement 04-19-95.

S: C/o: Pain Ⓡ knee of intensity of 8 (0 = no pain, 10 = worst possible pain). Prior level of function: Indep amb c̄ straight cane at home and in public on all surfaces including stairs. Denies previous use of walker or crutches. Home set-up: Lives alone in a house c̄ 4 steps s̄ handrail at entrance. Floor surfaces are carpeting & linoleum s̄ throw rugs. Owns a straight cane only. Pt. goals: To return home indep c̄ a walker upon D/C.

O: Transfers: Sit ↔ stand & supine ↔ sit c̄ min +1 assist. Mat ↔ chair c̄ mod +1 assist. On/off toilet not tested on this date 2° low Pt. endurance. Gait: In // bars 50% PWB Ⓡ LE for ~20 ft. x 2 c̄ min +1 assist. Amb on stairs not feasible on this date. Balance: Good in sitting, standing & amb c̄ walker. Endurance: Fair+/good− on this date. UEs & Ⓛ LE: WNL strength & AROM. Ⓡ LE: At least F strength at hip & ankle c̄ WNL AROM; not assessed further at hip & ankle 2° pain; T strength Ⓡ quadriceps & hamstrings. AAROM Ⓡ knee: See attached flow sheet. Mental status: Oriented x 3. Follows commands well.

A: Problem List:
1. Dependent transfers
2. Dependent amb
3. ↓ strength Ⓡ LE
4. ↓ AROM Ⓡ LE
5. ↓ endurance

Long Term Goals:
1. Indep transfers supine ↔ sit, sit ↔ stand, mat ↔ chair, & on/off toilet within 1 wk.
2. Indep walker amb ~100 ft. x 2 on level surfaces & on 4 steps s̄ handrail 50% PWB Ⓡ LE within 2 wks.
3. Indep in home exercise program within 1 wk.
4. AROM Ⓡ knee to 10–90° within 1 wk. to allow Pt. indep ADL & amb.
5. Ⓡ LE strength at least F to allow for indep transfer within 1 wk.

Short Term Goals: All to be achieved in 4 days
1. All transfers c̄ min +1 assist.
2. Walker amb 50 ft. x 2 on level surfaces.
3. Home exercise program c̄ verbal cues only.
4. AROM Ⓡ knee to 20–60°.

Imp: Rehab. potential good. Should be able to achieve Pt.'s goals. Pt. will need stair walker to amb steps at home.

P: BID in dept: Transfer training, gait training progressing to a walker. AAROM & AROM exercises Ⓡ LE, Pt. will be instructed in home exercise program, CPM at B/S, electrical stimulator Ⓡ quadriceps to tolerance.

04-24-95; status as of 1030:

S: C/o: Rates knee pain intensity as 6.

O: Transfers: On/off toilet c̄ mod +1 assist. Mat ↔ chair & supine → sit c̄ min +1 assist. Sit → supine & sit → stand c̄ standby +1 assist. Stand → sit indep. Gait: c̄ stair walker 50% PWB Ⓡ LE ~50 ft. x 2 c̄ standby +1 assist. Balance good c̄ walker, standing or amb. Ⓡ KNEE AROM: See attached flow sheet. Home exercise program: Requires verbal cues to perform correctly.

A: All achieved except toilet transfers. Will work toward Long Term Goals until D/C.

P: Cont. c̄ Rx as outlined in note of 04-20-95.

04-27-95; status as of 1400: DISCHARGE SUMMARY

S: C/o: Rates knee pain intensity as 3. Pt. goals: States feels she has achieved her goals.

O: Transfers: Indep sit ↔ stand, supine ↔ sit, chair ↔ mat, & on/off toilet. Amb: Indep c̄ stair walker 50% PWB Ⓡ LE for 120 ft. x 2 & on 4 steps c̄ stair walker. Ⓡ knee AROM: See attached flow sheet. Strength Ⓡ LE: F hamstrings and quadriceps & G hip flexors & extensors & in ankle musculature.

A: Long Term Goals: All achieved.

P: D/C PT 2° to D/C of Pt. from Hospital XYZ to home; Pt. was indep in home program & given written copy (attached). Seen by PT for 15 Rx sessions.

	KNEE ROM FLOW SHEET		
	Date: 04-20-95 Time: 1100 PT: _____ PROM/AAROM/AROM	Date: 04-24-95 Time: 1030 PT: _____ PROM/AAROM/AROM	Date: 04-27-95 Time: 1400 PT: _____ PROM/AAROM/AROM
Knee Flexion			
Prone	45°	60°	87°
Supine	45°	58°	87°
Sitting	50°	63°	90°
Knee Extension			
Prone	−20°	−20°	−10°
Supine	−20°	−20°	−10°
Sitting	−25°	−23°	−10°

SOAPノート・マニュアル

<訳>
1995年4月20日11時現在の状態初期評価
診断名：右膝関節炎，右膝関節全置換術（95年4月19日）
S：主訴：右膝痛，痛みの強度8（0=痛みなし，10=最強の痛み）．病前の機能：階段を含むどんな床面でも，屋内外を問わず杖歩行自立．以前に歩行器や松葉杖を使ったことはないとのこと．家庭状況：一軒家に一人暮らし．玄関に手すりがない4段の段差あり．床面はカーペット敷きかリノリウム．小型マットは敷いていない．杖以外は何も持っていない．患者のゴール：家庭復帰．退院時には歩行器で独歩．
O：移乗動作：座位・立位間，背臥位・座位間は要軽介助1人．マット・椅子間は要中介助1人．便座への移乗動作は患者の持久力低下のためこの日評価せず．歩行：右下肢50%部分荷重で，平行棒内6mを2回可．要軽介助1人．階段昇降はこの日無理．バランス：座位，立位，歩行器歩行時はGood．持久力：この日は，Fair+またはGood−．両上肢および左下肢：筋力と自動関節可動域は正常域内．右下肢：股関節と足関節は，自動関節可動域は正常域内，筋力は少なくとも3（F）．痛みのため，両関節はそれ以上評価せず．右大腿四頭筋とハムストリングは1（T）．右膝自動介助関節可動域は，添付のフローシートを参照．心理的状態：3回同じことを説明する．指示によく従う．
A：問題点リスト：
　1. 移乗動作要介助
　2. 歩行要介助
　3. 右下肢筋力低下
　4. 右下肢自動関節可動域低下
　5. 持久力低下
長期ゴール：
　1. 1週間以内に，背臥位・座位間，座位・立位間，マット・椅子間，便座への移乗動作を自立する．
　2. 1週間以内に，平らな床面を右下肢50%部分荷重で30mを2回と手すりなしの4段の段差昇降が歩行器歩行で自立する．
　3. 1週間以内に，独力で家庭訓練プログラムを行える．
　4. 1週間以内に，右膝自動関節可動域が10–90°に改善し，ADLと歩行がそれにより自立する．
　5. 1週間以内に，右下肢筋力が少なくとも3（F）になる．それにより，移乗動作が自立する．
短期ゴール：4日以内に達成されること
　1. どの移乗動作も，要軽介助1人となる．
　2. 平らな床面を，歩行器歩行で15mが2回可となる．
　3. 口頭指示のみで，家庭訓練プログラムが行える．
　4. 右膝自動関節可動域が20–60°になる．
印象：リハビリで改善する潜在能力がある．患者の希望は間違いなく達成できる．家で段差昇降するため，階段用歩行器が必要になるだろう．
P：リハビリ部門で1日2回の訓練．移乗動作訓練，歩行器歩行に向けて歩行訓練，右下肢の自動介助と自動関節可動域訓練，家庭訓練プログラムの指導，病室でCPM，持久力向上のため右四頭筋に電気刺激．

1995年4月24日10時30分現在の状況
S：主訴：膝の痛み．強度6．
O：移乗動作：便座は要中介助1人．マット・椅子間と背臥位から座位は要軽介助1人．座位から背臥位と座位から立位は要近位監視1人．立位から座位は独力で可．歩行：右下肢50%部分荷重で，階段用歩行器を用い，15mを2回，要近位監視1人で可．バランス：歩行器，立位，歩行でGood．右膝自動関節可動域：添付のフローシートを参照．家庭訓練プログラム：正しく行うためには，口頭指示が必要．

A：便座の移乗動作以外は，すべて可能となる．退院時まで長期ゴール達成に向けて訓練する．
P：95年4月20日記載の概略に従って治療を継続する．

1995年4月27日14時現在の状況：退院時ノート
S：主訴：膝の痛み．強度3．患者のゴール：自分のゴールを達成できたと思っているとのこと．
O：移乗動作：座位・立位間，背臥位・座位間，椅子・マット間，便座は独力で可．歩行：階段用歩行器を用い，右下肢50％部分荷重で，40 m を2回独力で可．また，それを用いて段差4段を昇降可．右膝自動関節可動域：添付したフローシートを参照．右下肢筋力：四頭筋とハムストリングは3（F）．股関節屈筋，伸筋群それに足関節周囲筋は4（G）．
A：長期ゴール：すべて達成
P：XYZ病院から家庭へ退院となり，理学療法終了．患者は，家庭訓練プログラムを独力で行える．またそのプログラムの写しを受け取っている（別添参照）．理学療法回数は15回であった．

膝関節可動域フローシート			
	日付：95年4月20日 時間：11:00 PT：_____ 他動/自動介助/自動	日付：95年4月24日 時間：10:30 PT：_____ 他動/自動介助/自動	日付：95年4月27日 時間：14:00 PT：_____ 他動/自動介助/自動
膝関節屈曲			
腹臥位	45°	60°	87°
背臥位	45°	58°	87°
座位	50°	63°	90°
膝関節伸展			
腹臥位	−20°	−20°	−10°
背臥位	−20°	−20°	−10°
座位	−25°	−23°	−10°

SOAP ノート・マニュアル

書式 3

Name: _____
Pt. #: _____ Room: _____
Dr.: _____ Age: _____
Therapist:

**Physical Therapy
Progressive Gait Report
Initial Evaluation**

Dx: Osteoarthritis Ⓡ knee: Ⓡ THR 04-19-95   **Date:** 04-20-95   **Time:** 1100

SUBJECTIVE: C/o: Pain Ⓡ knee intensity of 8 (0 = no pain, 10 = worst possible pain). <u>Prior level of function:</u> Indep amb c̄ straight cane at home & in public on all surfaces including stairs. Denies previous use of walker or crutches. <u>Home set-up:</u> Lives alone in a house c̄ 4 steps s̄ handrail at entrance. Floor surfaces are carpeting & linoleum s̄ throw rugs. Owns a straight cane only. <u>Pt. goals:</u> To return home indep c̄ a walker upon D/C.

OBJECTIVE:				
T			**Device:** // bars	
R	Sit → stand	Min + 1	**Wt. bearing:** 10% PWB Ⓡ LE	
A	Stand → sit	Min + 1	**Distance:** ~20 ft. x 2	
N	Supine → sit	Min + 1	G	**Assistance:** Min + 1
S	Sit → supine	Min + 1	A	**Deviations:** None noted
F	Bed/mat → chair	Mod + 1	I	**Stairs/1-step:** Not tested
E	Chair → bed/mat	Mod + 1	T	**Balance Sit:** Good
R	On toilet/commode	Not tested		**Stand:** Good in // bars
S	Off toilet/commode	Not tested		**Walk:** Good in // bars
				Endurance: Fair +/good−

EXTREMITIES: <u>UEs & Ⓛ LE:</u> WNL strength & AROM. <u>Ⓡ LE:</u> At least F strength at hip & ankle c̄ WNL AROM; not assessed further at hip & ankle 2° pain; T strength Ⓡ quadriceps & hamstrings. <u>AAROM Ⓡ KNEE:</u> Prone 20–45°, supine 20–45°, sitting 25–50°.

MENTAL STATUS: Oriented x 3. Follows commands well.

ASSESSMENT: PROBLEM LIST:	(1) Dependent transfers, (2) dependent amb, (3) ↓ strength Ⓡ LE, (4) ↓ AROM Ⓡ LE, (5) ↓ endurance
P.T. IMP:	Rehab. potential good. Should be able to achieve Pt.'s goals. Pt. will need stair walker to amb steps at home.
LONG TERM GOALS:	Within 1 wk: (1) Indep transfers supine ↔ sit, sit ↔ stand, mat ↔ chair, & on/off toilet. (2) Indep walker amb ~100 ft. x 2 on level surfaces & on 4 steps s̄ handrail 50% PWB Ⓡ LE. (3) Indep in home exercise program. (4) AROM Ⓡ knee to 10–90° to allow Pt. indep ADL & amb. (5) Strength at least F Ⓡ LE to allow for indep transfers.
SHORT TERM GOALS:	Within 4 days: (1) All transfers c̄ min +1 assist. (2) Walker amb 50 ft. x 2 on level surfaces. (3) Home exercise program c̄ verbal cues only. (4) AROM Ⓡ knee to 20–60°.

PLAN: BID in dept: Transfer training, gait training progressing to a walker, AAROM AROM exercises Ⓡ LE, Pt. will be instructed in home program, CPM at B/S, electrical stimulator Ⓡ quadriceps to tolerance.

Name: _____
Pt. #: _____ Room _____
Dr: _____ Age _____
Diagnosis: _____

Physical Therapy
Progressive Gait Report
Interim Updates/Discharge Summary

		Date: 04-24-95 Time: 1030 PT:	Date: 04-27-95 Time: 1400 PT:
S:		Rates knee pain intensity as 6.	Rates knee pain intensity as 3.
O:			
T	Sit → stand	Standby + 1	Indep
R	Stand → sit	Indep	Indep
A	Supine → sit	Min + 1	Indep
N	Sit → supine	Standby + 1	Indep
S	Bed/mat → chair	Min + 1	Indep
F	Chair → bed/mat	Min + 1	Indep
E	On toilet/commode	Mod + 1	Indep
R	Off toilet/commode	Mod + 1	Indep
S			
	Device	Stair walker	Stair walker
G	Wt. bearing	50% PWB Ⓡ LE	50% PWB Ⓡ LE
A	Distance	~50 ft. x 2	~100 ft. x 2
I	Assistance	Standby + 1	Indep
T	Deviations	None noted	None noted
	Stairs/1-step	Not yet tested	Indep
	Balance Sit	Good	Good
	Stand	Good	Good
	Walk	Good	Good
	Endurance	Good −	Good
	Extremities	AAROM Ⓡ knee: Prone 20–60° Supine 20–58° Sitting 23–63°	AAROM Ⓡ knee: Prone: 10–87° Supine 10–87° Sitting 10–90°; strength F in Ⓡ quads & hamstrings & G hip flexors and extensors & in ankle musculature
	Mental status	Unchanged from 04-20-95	Unchanged from 04-20-95
A	Long term goals	Not yet achieved; cont. as set on 04-20-95	Achieved
	Short term goals	All achieved except toilet transfers; will work toward long term goals	Achieved
P		Cont. c̄ Rx as outlined in note of 04-20-95	D/C p̄ 15 Rx 2° D/C of Pt. from Hospital XYZ to home; Pt. indep in home program & given written copy (attached)

SOAP ノート・マニュアル

<訳>
名前：＿＿＿＿＿＿＿＿＿＿＿＿＿＿＿＿＿＿＿＿＿＿＿＿＿＿
患者コード：＿＿＿＿＿＿＿＿＿＿＿＿＿＿＿＿＿　部屋：＿＿＿＿＿＿
担当医：＿＿＿＿＿＿＿＿＿＿＿＿＿＿＿＿＿＿　年齢：＿＿＿＿＿＿
担当セラピスト：

理学療法
歩行経過報告
初期評価

| 診断名：右膝関節炎：右膝関節全置換術（95年4月19日） | 日付：1995年4月20日 | 時刻：11:00 |

主観的：	主訴：右膝痛，痛みの強度8（0＝痛みなし，10＝最強の痛み）．病前の機能レベル：階段を含むどんな床面でも，屋内外を問わず杖歩行自立．以前に歩行器や松葉杖を使ったことはないとのこと．家庭状況：一軒家に一人暮らし．玄関に手すりがない4段の段差あり．床面はカーペット敷かリノリウム．小型マットは敷いていない．杖以外何も持っていない．患者のゴール：家庭復帰．退院時には歩行器で独歩．

客観的：					
				道具：平行棒	
				体重負荷：右下肢10％部分荷重	
移乗動作	座位から立位	軽介助，要1人	歩行	距離：約6mを2回	
	立位から座位	軽介助，要1人		介助：軽介助，要1人	
	背臥位から座位	軽介助，要1人		跛行：著明ではない	
	座位から背臥位	軽介助，要1人		階段/1段差：検査せず	
	ベッド/マットから椅子	中介助，要1人		バランス　座位：Good	
	椅子からベッド/マット	中介助，要1人		立位：平行棒内 Good	
	便座/簡易便器へ	検査せず		歩行：平行棒内 Good	
	便座/簡易便座から	検査せず		持久力：Fair+/good−	

上下肢：両上肢と左下肢：筋力と自動関節可動域は正常域内．右下肢：股関節，足関節の自動関節可動域は正常域内，筋力は少なくとも3（F）．痛みのため，両関節はそれ以上評価せず．右大腿四頭筋とハムストは1（T）．右膝自動介助関節可動域：腹臥位20–45°，背臥位20–45°，座位25–50°	
心理的状態：3回同じことを説明する．指示によく従う．	
評価：問題点リスト：	（1）移乗動作要介助，（2）歩行動作要介助，（3）右下肢筋力低下，（4）右下肢自動関節可動域低下，（5）持久力低下
患者の印象：	リハビリで改善する潜在能力がある．患者の希望はまちがいなく達成できる．家で段差昇降するため，階段用歩行器が必要になるだろう
長期ゴール	1週間以内に，（1）背臥位・座位間，座位・立位間，マット・椅子間，簡易便座へ/簡易便座からの移乗動作自立．（2）平らな床面を右下肢50％部分荷重で30mを2回と，手すりなしで4段の段差昇降を歩行器歩行で自立．（3）独力で家庭訓練プログラムを行える．（4）右膝自動関節可動域が10–90°に改善し，ADLと歩行がそれにより自立する．（5）右下肢筋力が，少なくとも3（F）となる．それにより，移乗動作が自立する
短期ゴール	4日以内に（1）どの移乗動作も，要軽介助1人，（2）平らな床面を歩行器歩行で15mを2回，（3）口頭指示のみで，家庭訓練プログラムを行える，（4）右膝自動関節可動域が20–60°になる
計画：リハビリ部門で1日2回訓練，移乗訓練，歩行器歩行に向けて歩行訓練，右下肢の自動介助と自動関節可動域訓練，家庭訓練プログラムの指導，病室でのCPM，持久力向上のため右四頭筋に電気刺激	

付録F　フローシートの使い方

```
名前：_____
患者コード：_____ 部屋：_____
担当医：_____ 年齢：_____
診断名：_____
```

理学療法
歩行経過報告
中間/退院時ノート

			日付：1995年4月24日 時間：10:30 PT：	日付：1995年4月27日 時間：14:00 PT：
S：			膝の痛みの強度6	膝の痛みの強度3
O：				
移乗動作	座位から立位		近位監視要1名	自立
	立位から座位		自立	自立
	背臥位から座位		軽介助要1名	自立
	座位から背臥位		近位監視要1名	自立
	ベッド/マットから椅子		軽介助要1名	自立
	椅子からベッド/マット		軽介助要1名	自立
	便座/簡易便器へ		中度介助要1名	自立
	便座/簡易便器から		中度介助要1名	自立
歩行	道具		階段歩行器	階段歩行器
	体重負荷		右下肢50%部分荷重	右下肢50%部分荷重
	距離		約15mを2回	約30mを2回
	介助		近位監視要1名	自立
	跛行		特変なし	特変なし
	階段/段差		検査せず	自立
	バランス	座位	Good	Good
		立位	Good	Good
		歩行	Good	Good
	持久力		Good−	Good
	上下肢		右膝自動介助： 腹臥位 20–60° 背臥位 20–58° 座位 23–63°	右膝自動介助： 腹臥位 10–87° 背臥位 10–87° 座位 10–90° 右下肢筋力：四頭筋とハムストは3（F）．股関節屈筋，伸筋群それに足関節周囲筋は4（G）
	心理的状態		95年4月20日以来変化せず	95年4月20日以来変化せず
A	長期ゴール		未達成．95年4月20日記載の概略に従って治療を継続する．	達成
	短期ゴール		便座移乗を除き，すべて達成．長期ゴール達成に向けて訓練する．	達成
P			95年4月20日記載の概略に従って治療を継続する．	理学療法治療回数は15回．XYZ病院から家庭へ退院となり，理学療法終了．家庭訓練プログラムを独力で行える，またそのプログラムの写しを受け取っている（別添参照）

監訳者
柳澤　健（東京都立大学 名誉教授・高知リハビリテーション専門職大学 副学校長）

共訳者（執筆順）
竹井　仁（株式会社オフィス・タケイリリース）
岩崎健次（東京都立大塚病院リハビリテーション科）
新田　收（東京都立大学健康福祉学部理学療法学科）
額谷一夫（理学療法士）

理学療法・作業療法の
SOAPノートマニュアル 原著第二版
――問題志向型診療記録の書き方――

定価はカバーに表示

2000 年 5 月 1 日　第 1 刷発行
2021 年 2 月 15 日　第 9 刷発行

原著者　Ginge Kettenbach
監訳者　柳澤　　健
訳　者　竹井　　仁
　　　　岩崎　健次
　　　　新田　　收
　　　　額谷　一夫
発行者　中村　三夫
発行所　株式会社 協同医書出版社
〒113-0033 東京都文京区本郷 3-21-10
郵便振替口座 00160-1-148631
電話 03（3818）2361 FAX 03（3818）2368
印刷・製本　横山印刷
ISBN4-7639-1026-4　　　　　　　ⓒ Printed in Japan

JCOPY 〈(社)出版者著作権管理機構 委託出版物〉
本書の無断複写は著作権法上での例外を除き禁じられています．複写される場合は，そのつど事前に，(社)出版者著作権管理機構（電話 03-5244-5088, FAX 03-5244-5089, e-mail: info@jcopy.or.jp）の許諾を得てください．
本書を無断で複製する行為（コピー，スキャン，デジタルデータ化など）は，「私的使用のための複製」など著作権法上の限られた例外を除き禁じられています．大学，病院，企業などにおいて，業務上使用する目的（診療，研究活動を含む）で上記の行為を行うことは，その使用範囲が内部的であっても，私的使用には該当せず，違法です．また私的使用に該当する場合であっても，代行業者等の第三者に依頼して上記の行為を行うことは違法となります．